100 ASTUCES AVEC DU BICARBONATE

100 ASTUCES AVEC DU BICARBONATE

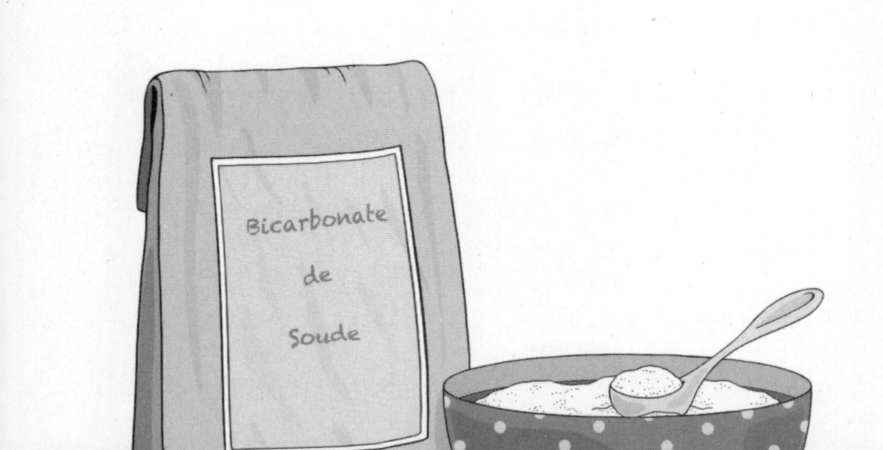

Élodie Baunard

EDITIONS ESI

Sommaire

UNE BEAUTÉ NATURELLEMENT BICARBONATÉE

Sommaire

Sommaire

Apprivoisez le bicarbonate de soude

Le bicarbonate de soude : un produit dont vous ne pourrez bientôt plus vous passer ! Il possède bien des vertus dont vous ne soupçonnez pas l'existence. Sortez-le du fond de votre placard, ou courez vous en procurer. Mais lequel acheter ? Il en existe diverses sortes, ne possédant pas les mêmes qualités et dont vous ne ferez pas le même usage. Cet ouvrage vous livre toutes les explications dont vous avez besoin ! Plus de 100 astuces classées par thème vous permettront de tout savoir sur ce produit miracle multifonction.

Vous pourrez l'utiliser pour retrouver votre forme au quotidien et vous aider à soulager certains soucis de santé, comme les ampoules, le mal de dos ou encore la turista. Également utile dans la réalisation de soins de beauté, le bicarbonate de soude sait tout faire, ou presque… Ce produit naturel, écologique et bon marché vous fera gagner de la place dans vos placards, puisqu'il va ainsi remplacer tous vos produits industriels. D'une pierre… plusieurs coups !

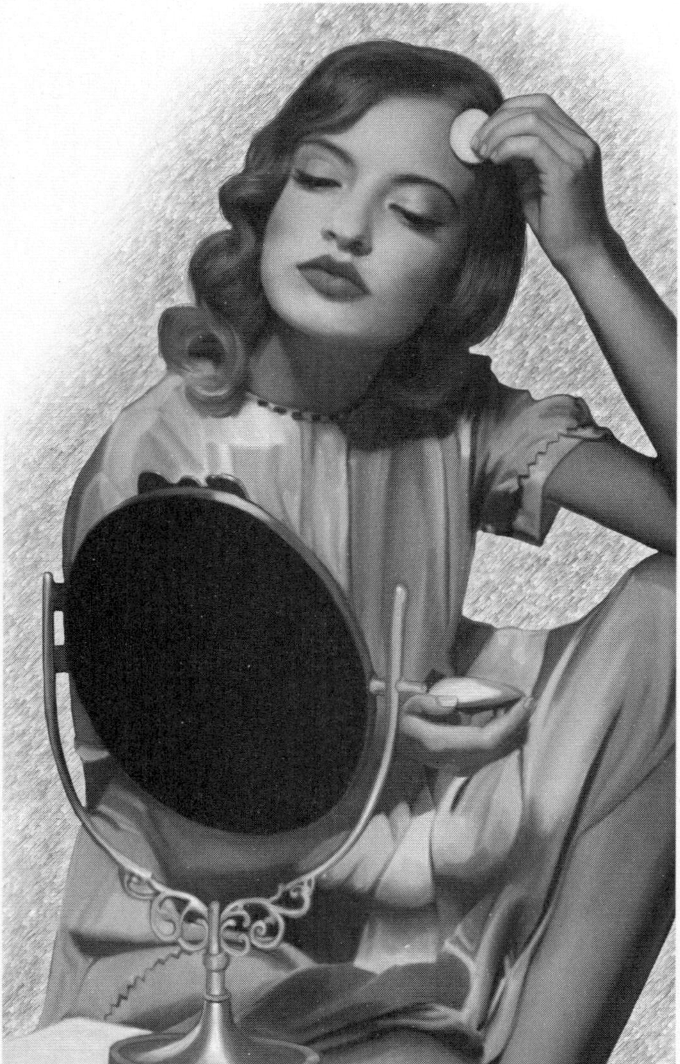

Une beauté naturellement bicarbonatée

Il suffisait de peu à Mamie pour être belle de la tête au pied ! Elle ne dépensait pas des mille et des cents dans des crèmes industrielles. Un paquet de bicarbonate de soude et le tour est joué ! Grand-mère confectionnait avec attention ses cosmétiques à partir de cet ingrédient simple, qui a l'avantage de prendre soin de la peau sans l'irriter. Masques, gommages, crèmes, déodorant… le tout maison et 100 % naturel. À votre tour d'en faire de même !

Ralentir la repousse des poils

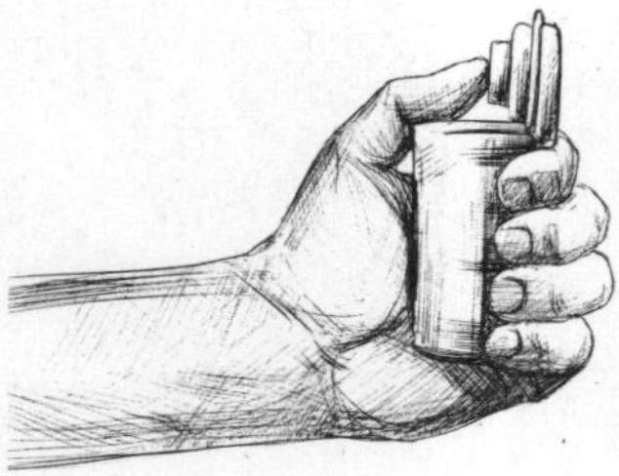

Assez de ces poils qui reviennent trop vite ! Limitez simplement la repousse en prenant un bain magique : rajoutez 1 tube entier d'aspirine et 4 cuillères à café de bicarbonate de soude dans l'eau de votre bain. Relaxez-vous au moins 30 minutes. Renouvelez l'opération 2 fois par mois.

Mains moites

Si vous avez tendance à avoir les mains moites dès que vous êtes stressé, optez pour le bicarbonate de soude. Gardez-en toujours un petit flacon sur vous et, dès que vos mains commencent à transpirer, saupoudrez-les. Un petit réflexe à avoir, surtout le jour d'un entretien d'embauche ou d'un rendez-vous galant.

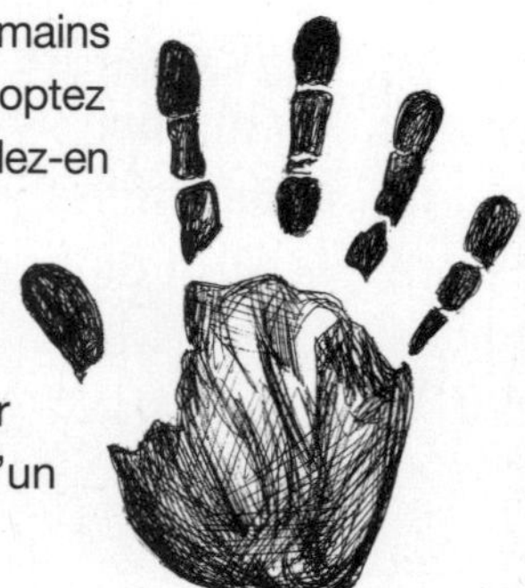

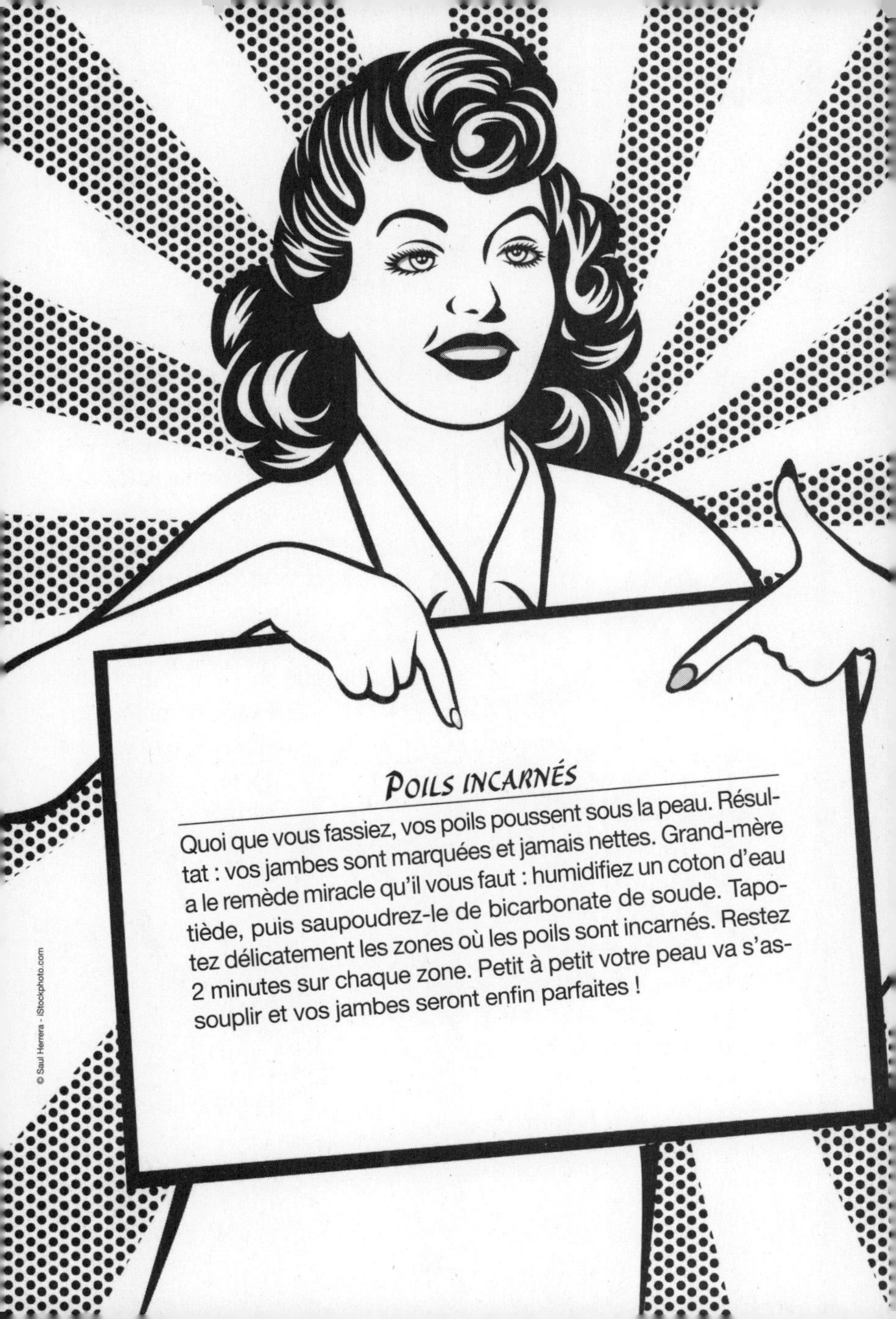

Poils incarnés

Quoi que vous fassiez, vos poils poussent sous la peau. Résultat : vos jambes sont marquées et jamais nettes. Grand-mère a le remède miracle qu'il vous faut : humidifiez un coton d'eau tiède, puis saupoudrez-le de bicarbonate de soude. Tapotez délicatement les zones où les poils sont incarnés. Restez 2 minutes sur chaque zone. Petit à petit votre peau va s'assouplir et vos jambes seront enfin parfaites !

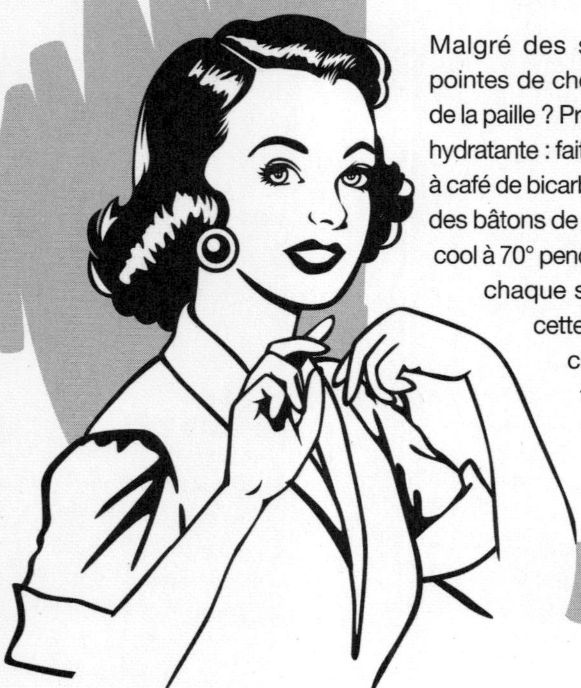

POINTES SÈCHES

Malgré des soins répétés, vos pointes de cheveux ressemblent à de la paille ? Préparez-vous une huile hydratante : faites macérer 5 cuillères à café de bicarbonate de soude avec des bâtons de cannelle dans de l'alcool à 70° pendant 1 semaine. Après chaque shampooing, utilisez cette lotion en friction. Vos cheveux retrouveront toute leur douceur.

Bain de vapeur

Lorsque Mamie souhaitait nettoyer en profondeur son visage, elle faisait un bain de vapeur maison. Faites bouillir une casserole d'eau additionnée de 3 cuillères à café de bicarbonate de soude, 5 gouttes d'huile essentielle de citron et 4 gouttes d'huile d'amande douce. Retirez du feu puis penchez-vous au-dessus de la casserole, la tête recouverte d'une serviette. Restez ainsi au moins 15 minutes. Séchez et terminez le soin en hydratant. La peau sera assainie et les pores resserrés.

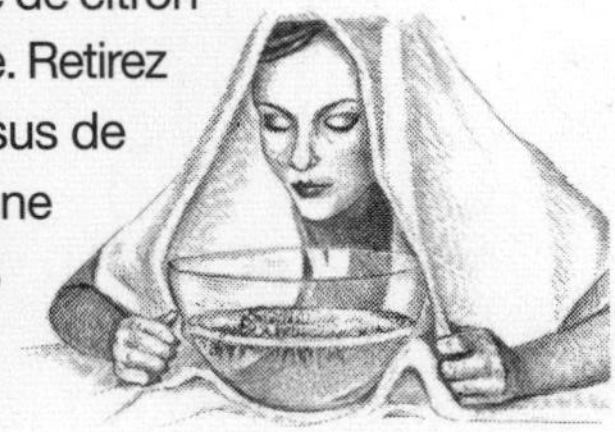

Des boucles parfaites

Mamie obtenait de jolies boucles bien rondes en saupoudrant ses bigoudis de bicarbonate de soude. Humectez vos cheveux avec un peu de bière diluée dans de l'eau et fixez vos rouleaux. Laissez sécher puis déroulez : vos boucles sont parfaites et dureront plus longtemps.

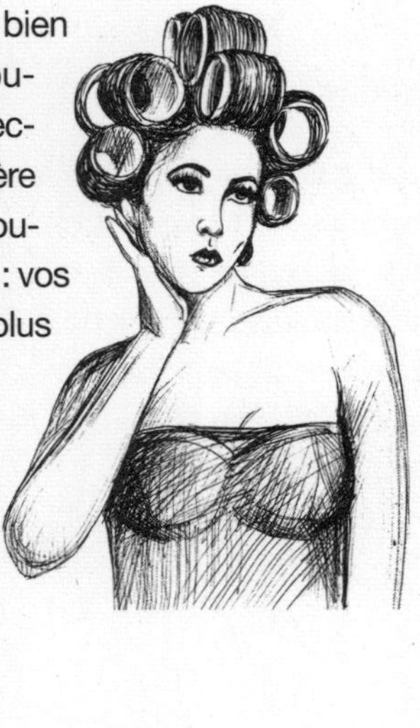

Rasage sans mousse

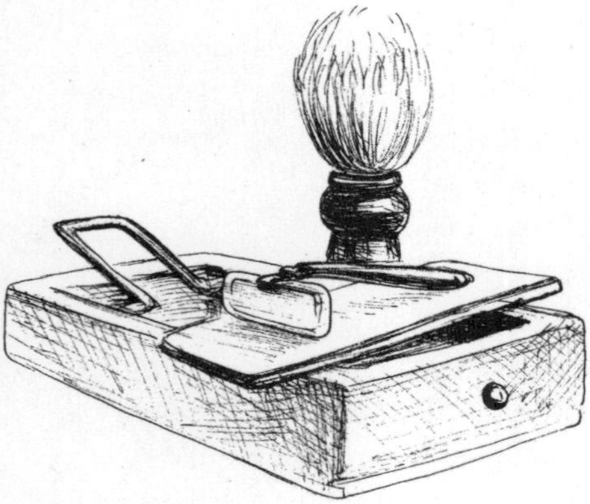

Vous n'avez plus de mousse à raser ? Dans un peu d'eau chaude, rajoutez un peu de bicarbonate de soude et du savon de Marseille : le problème est résolu. Il ne vous reste plus qu'à trouver votre rasoir !

Shampooing sec

Lorsque Grand-mère n'avait pas le temps de se laver les cheveux, elle les saupoudrait de bicarbonate de soude. Faites de même ! Terminez en les brossant énergiquement. Vos cheveux paraîtront plus propres.

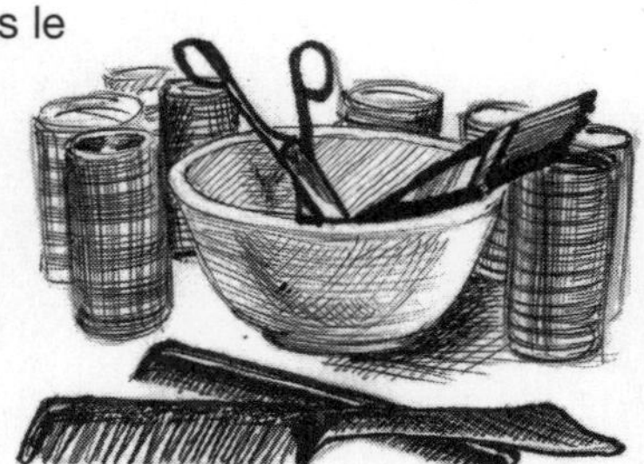

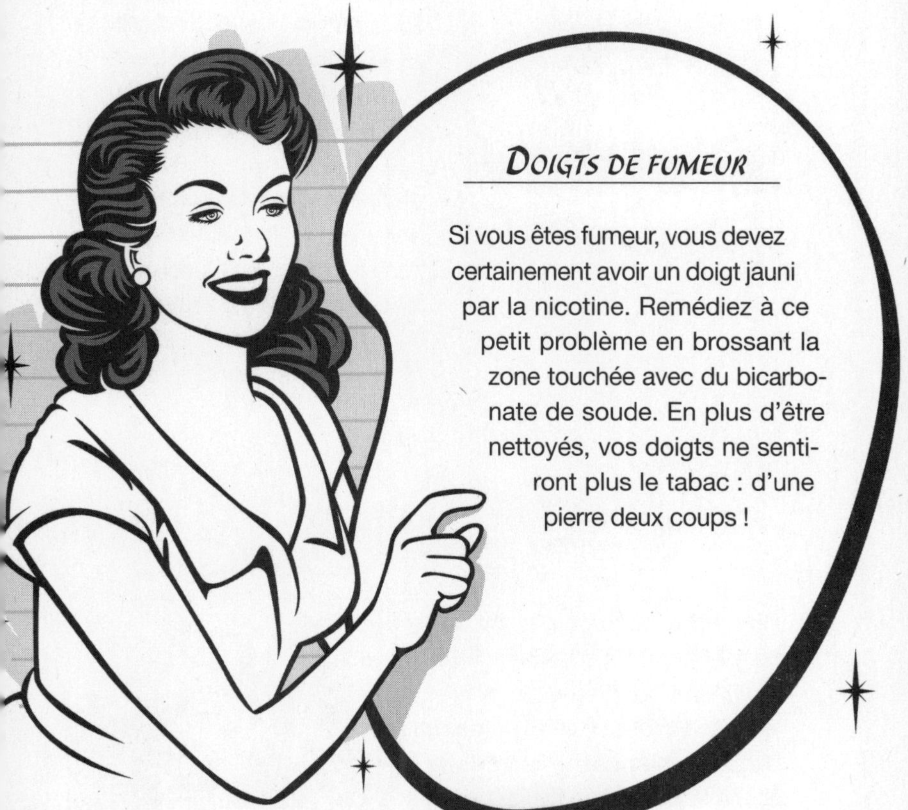

Doigts de fumeur

Si vous êtes fumeur, vous devez certainement avoir un doigt jauni par la nicotine. Remédiez à ce petit problème en brossant la zone touchée avec du bicarbonate de soude. En plus d'être nettoyés, vos doigts ne sentiront plus le tabac : d'une pierre deux coups !

Cataplasme anticellulite

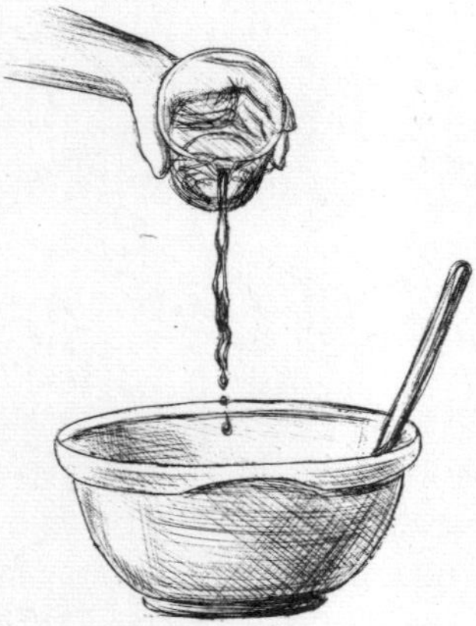

Dans un bol, mélangez 4 cuillères à café de marc de café, 3 cuillères à café d'argile et 2 cuillères à café de bicarbonate de soude. Rajoutez un peu d'eau jusqu'à obtenir une pâte onctueuse. Appliquez sur la zone à traiter (ventre, cuisses, fesses), puis massez énergiquement. Renouvelez l'opération le plus souvent possible.

Des lèvres douces

Surprenez votre compagnon avec des lèvres douces et soyeuses. Tous les matins, versez un peu de bicarbonate de soude sur votre brosse à dents, puis brossez votre bouche humidifiée avec. En à peine 1 semaine, vous verrez la différence !

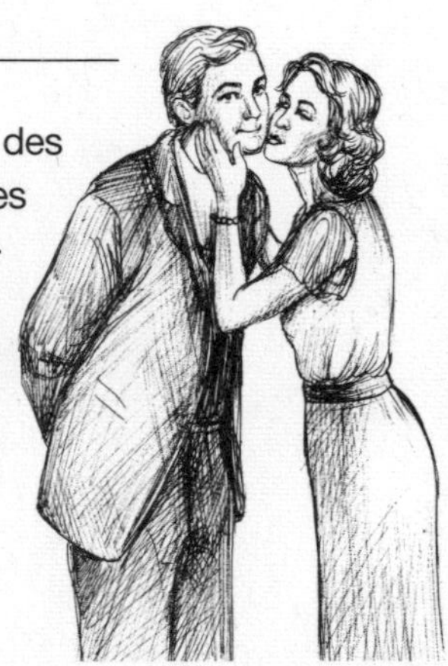

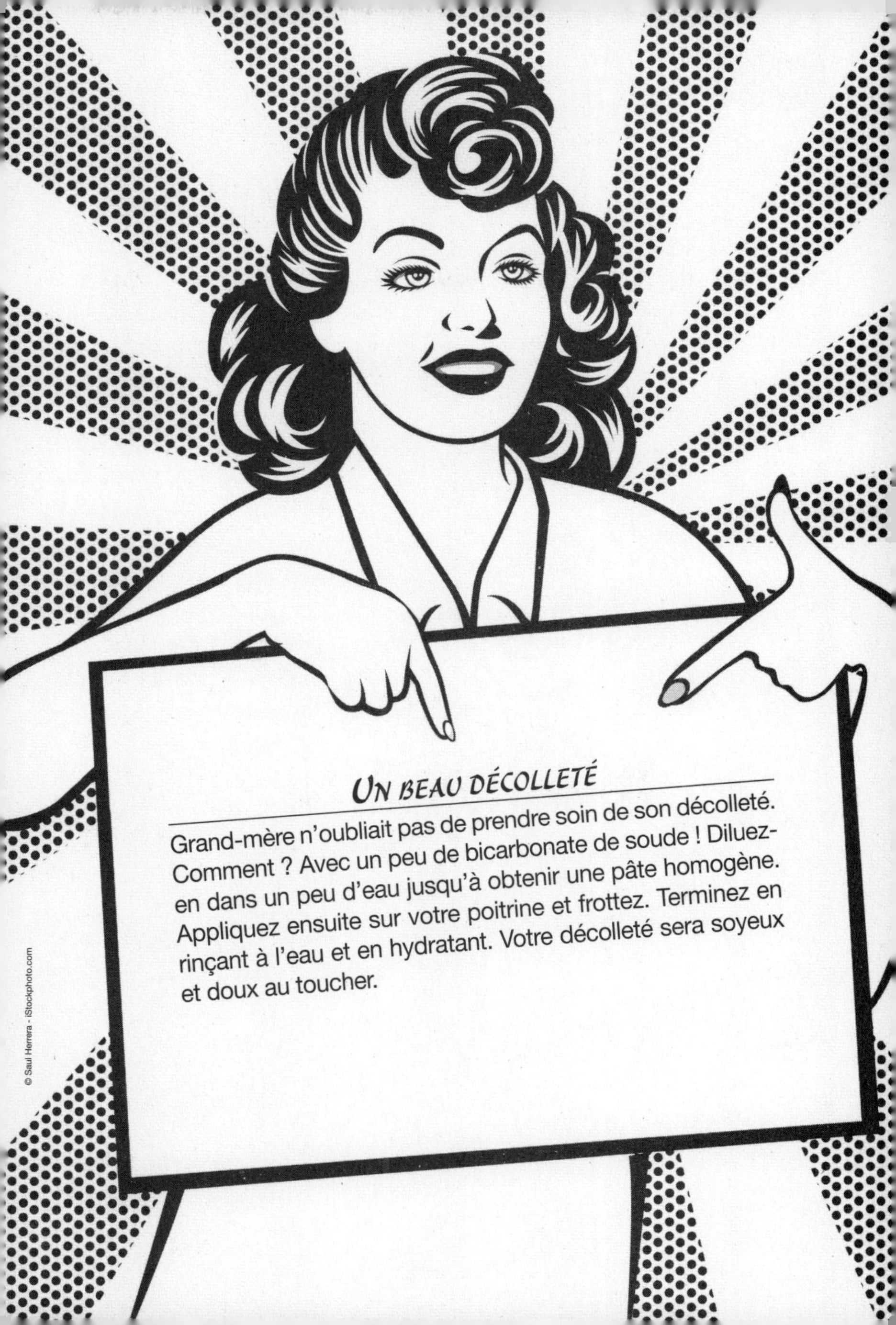

Un beau décolleté

Grand-mère n'oubliait pas de prendre soin de son décolleté. Comment ? Avec un peu de bicarbonate de soude ! Diluez-en dans un peu d'eau jusqu'à obtenir une pâte homogène. Appliquez ensuite sur votre poitrine et frottez. Terminez en rinçant à l'eau et en hydratant. Votre décolleté sera soyeux et doux au toucher.

Des bigoudis propres

Vous avez de beaux cheveux bouclés ? Et ce grâce à vos précieux bigoudis ! Pour en prendre soin, faites tremper ces derniers toute une nuit dans ce mélange : 2 cuillères à soupe de bicarbonate de soude dans 50 centilitres d'eau chaude. Le lendemain, rincez bien le tout et essuyez-les soigneusement.

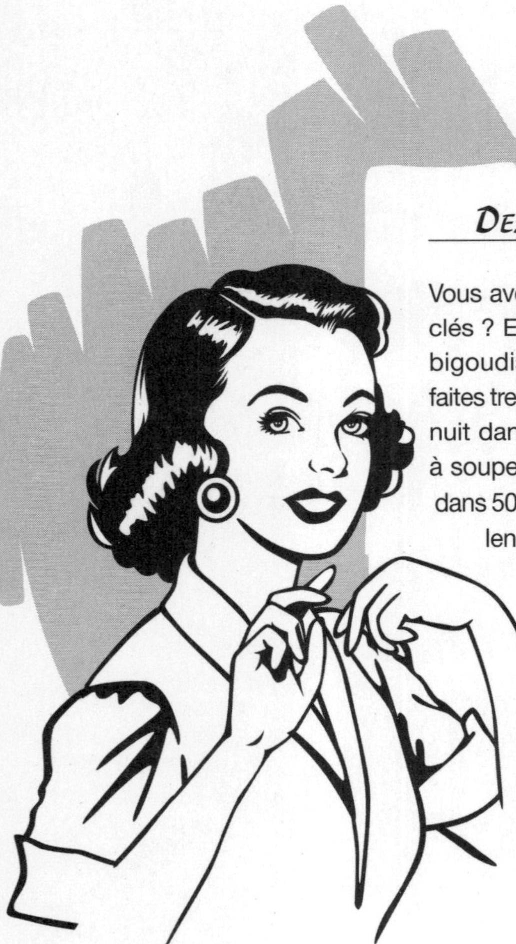

Une crème pour les mains opérationnelle

Vos mains sont rugueuses malgré l'utilisation fréquente d'une crème spécifique ? La solution : rajoutez 3 cuillères à café de bicarbonate de soude et 1 cuillère à soupe de vinaigre de cidre à votre crème.

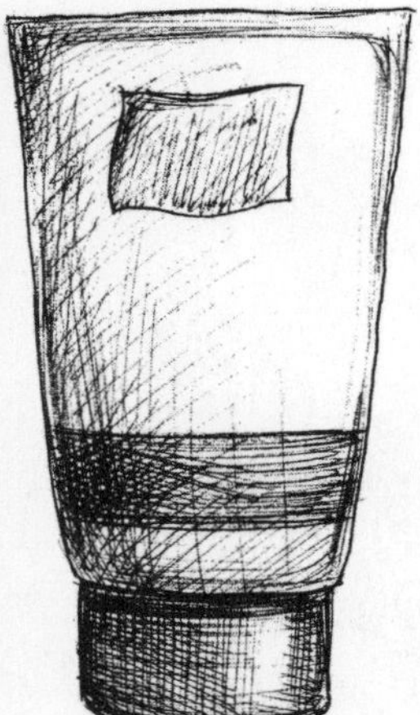

Limiter la chute des cheveux

Si vous avez tendance à perdre vos cheveux, vous pouvez les fortifier avec le remède de Grand-mère. Dans 1 litre d'eau chaude, diluez 1 cuillère à soupe de miel, 1 verre de vinaigre de cidre et 4 cuillères à soupe de bicarbonate de soude. Après votre shampooing habituel, utilisez cette préparation comme dernière eau de rinçage.

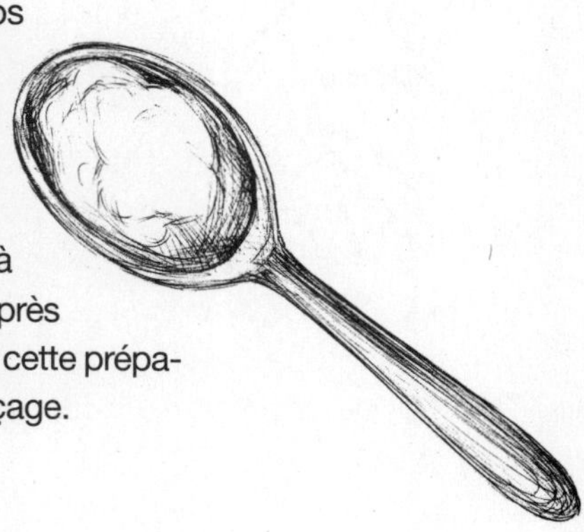

Fortifier les ongles

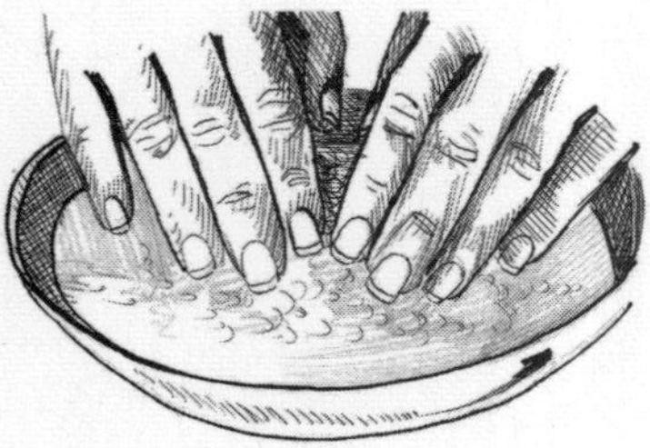

Mamie était coquette et adorait avoir de beaux ongles. Une fois par semaine, elle les trempait dans un bain bicarbonaté. Portez à ébullition 3 cuillères à soupe de bicarbonate de soude avec 1 verre de vinaigre de cidre. Laissez tiédir et plongez-y vos mains durant 15 minutes environ.

Lotion pour peaux grasses

Dans 1 litre d'eau, mélangez 4 cuillères à soupe de bicarbonate de soude avec du jus de citron. Matin et soir, nettoyez-vous le visage avec cette lotion ancestrale. Votre peau retrouvera tout son éclat.

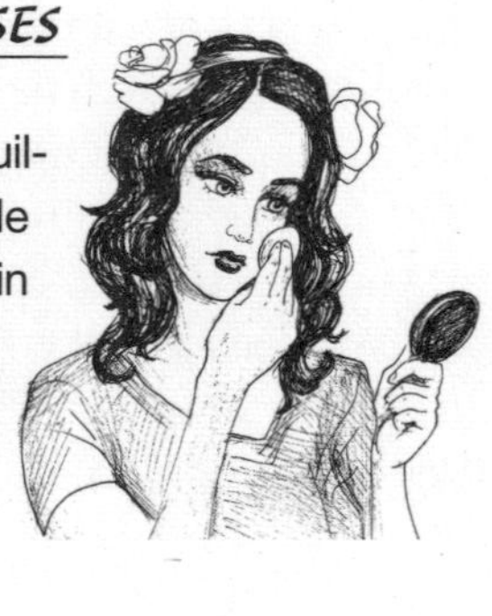

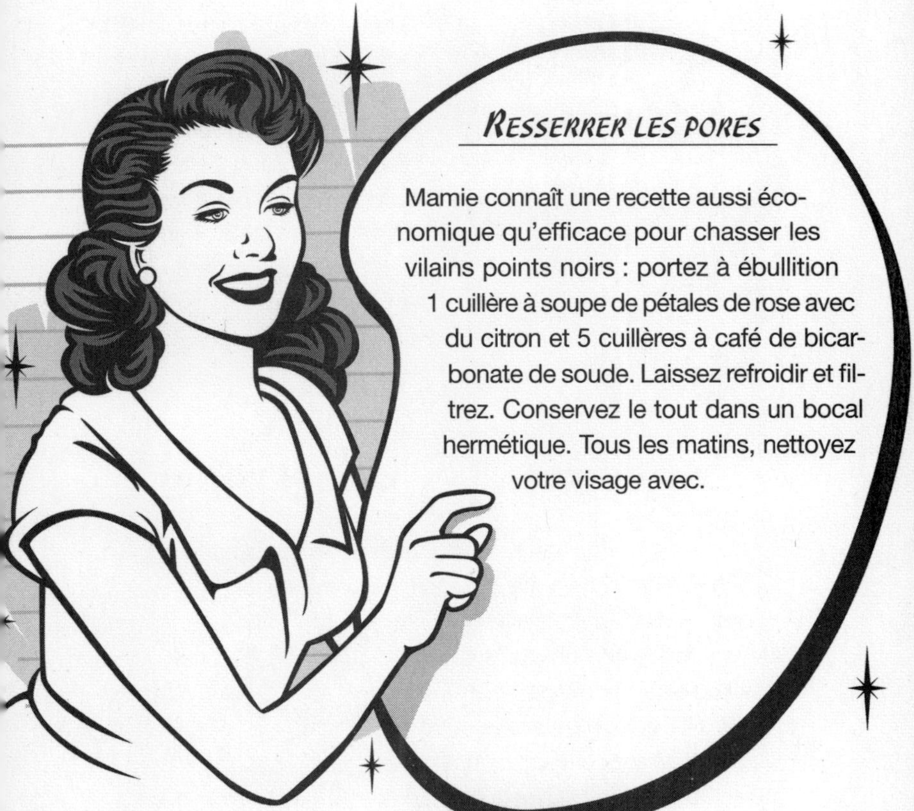

Resserrer les pores

Mamie connaît une recette aussi économique qu'efficace pour chasser les vilains points noirs : portez à ébullition 1 cuillère à soupe de pétales de rose avec du citron et 5 cuillères à café de bicarbonate de soude. Laissez refroidir et filtrez. Conservez le tout dans un bocal hermétique. Tous les matins, nettoyez votre visage avec.

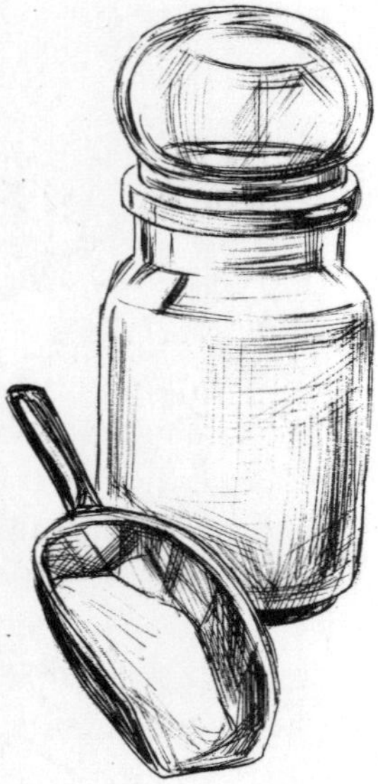

Raviver la couleur des cheveux

Grand-mère n'avait pas sous la main les produits des coiffeurs pour donner de la brillance à ses cheveux. En revanche, elle disposait toujours de bicarbonate de soude dans ses placards. Elle en diluait 4 cuillères à café dans une bouteille d'eau et utilisait ce mélange comme dernière eau de rinçage.

Mains de velours

Lorsque les températures descendent en dessous de 0, les mains ont tendance à vite s'assécher. En période de froid, Grand-mère avait l'habitude de les tremper dans de l'eau au bicarbonate de soude. Dans 1 litre d'eau rajoutez-en 2 cuillères à café et baignez vos mains 10 minutes dans ce mélange. Elles seront douces et prêtes à affronter l'hiver.

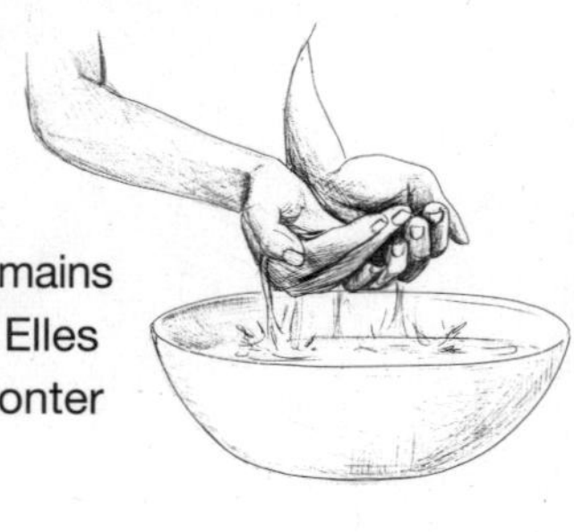

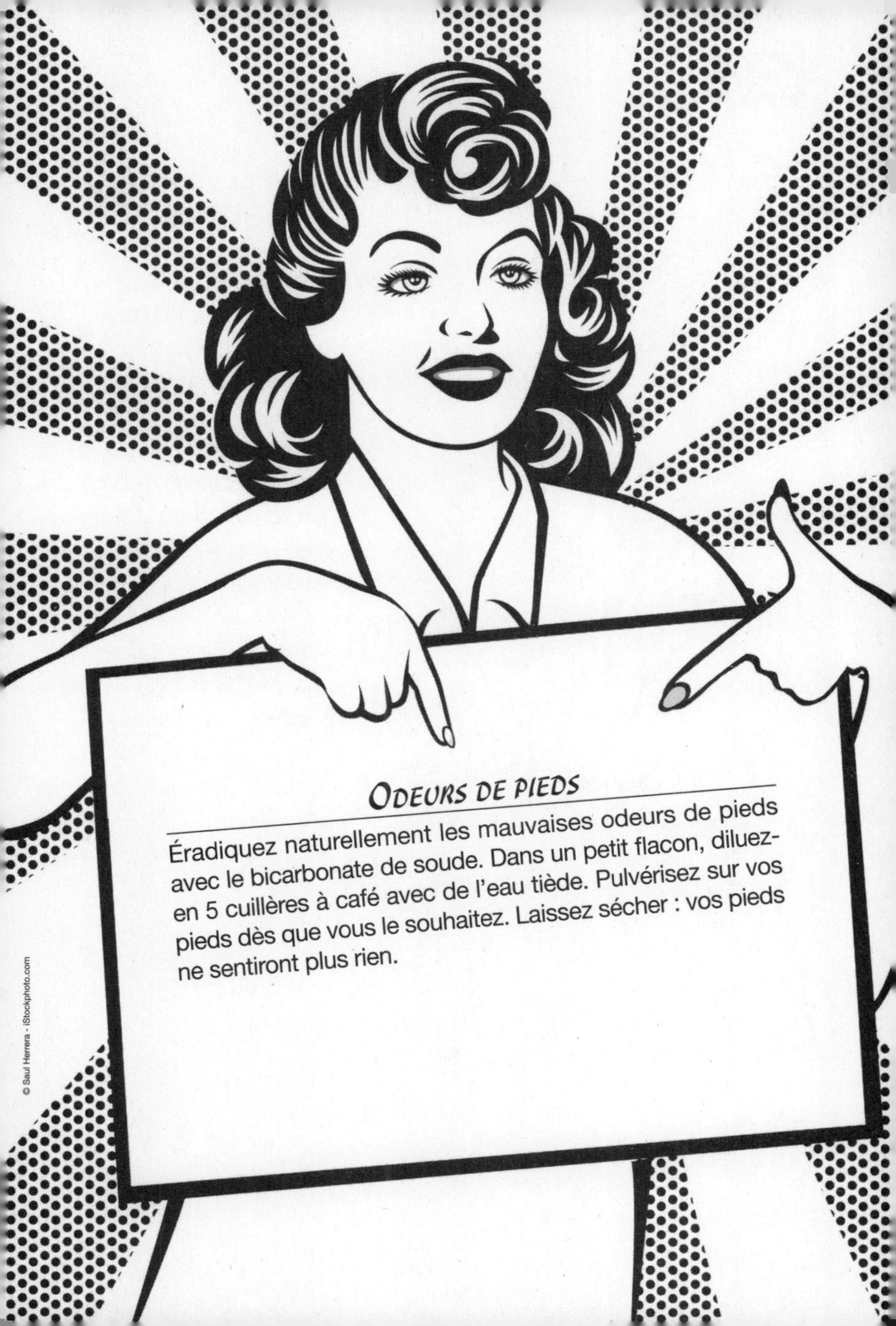

ODEURS DE PIEDS

Éradiquez naturellement les mauvaises odeurs de pieds avec le bicarbonate de soude. Dans un petit flacon, diluez-en 5 cuillères à café avec de l'eau tiède. Pulvérisez sur vos pieds dès que vous le souhaitez. Laissez sécher : vos pieds ne sentiront plus rien.

Peaux mortes

Le bicarbonate de soude sera votre allié pour enlever les peaux mortes de vos pieds. Mouillez-les, puis saupoudrez-les d'une fine couche de bicarbonate de soude. Massez énergiquement afin de faire tomber les résidus de peau. Terminez en rinçant à l'eau puis hydratez.

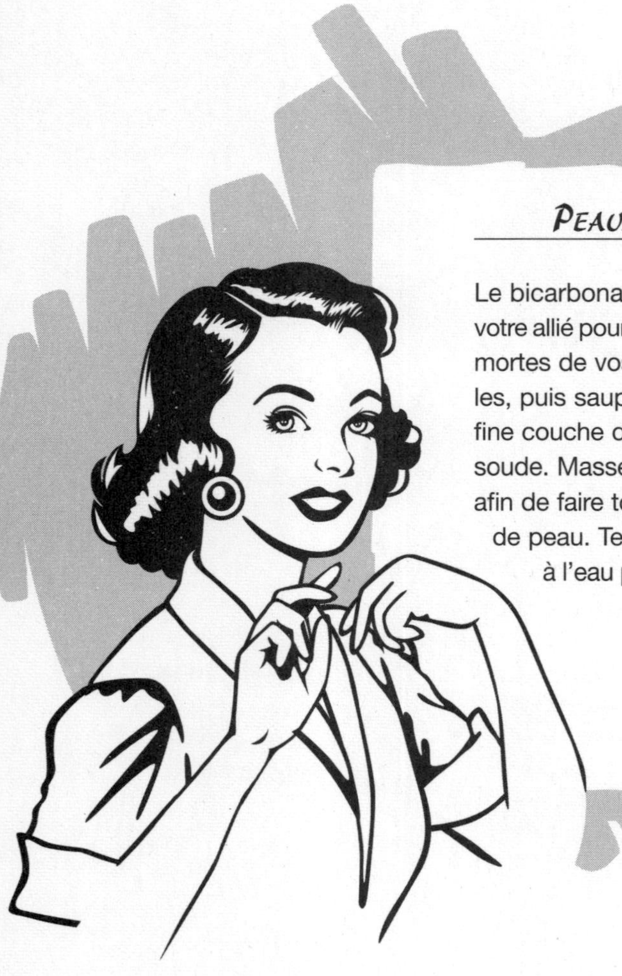

Ongles sales

Vous avez jardiné tout l'après-midi ? Votre jardin est magnifique et vos mains sont encrassées de terre ! Nettoyez-les naturellement avec un bain de bicarbonate de soude. Mélangez-en 2 cuillères à café dans 1 litre d'eau chaude. Trempez-y vos doigts 15 minutes environ puis rincez à l'eau.

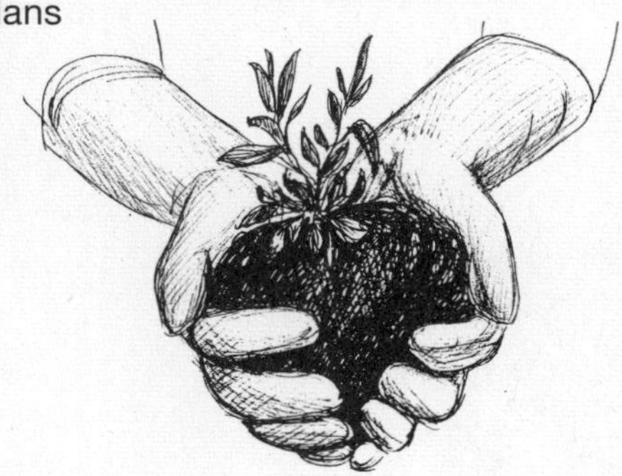

Préserver ses mains

Si faire la vaisselle vous assèche les mains, rajoutez 2 cuillères à café de bicarbonate de soude dans votre eau de lavage. Cela diminuera la présence de calcaire, responsable du dessèchement de votre peau.

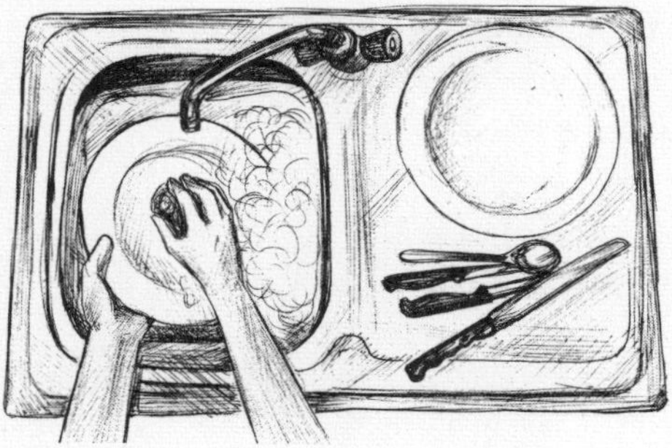

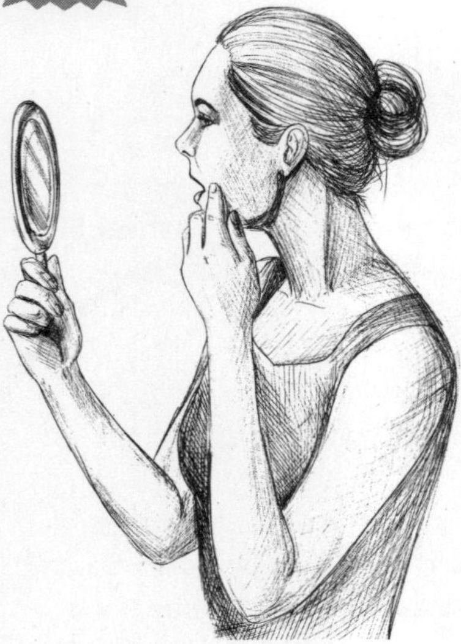

SOS boutons

Ils surviennent toujours au mauvais moment : les boutons. Asséchez-les rapidement en appliquant de l'eau bicarbonatée dessus. Couvrez à l'aide d'un petit pansement. Le lendemain, vos boutons ne seront plus là.

Gommage magique

Ne cherchez plus en vain un gommage efficace. Mamie en connaît un qui chassera toutes vos imperfections. Diluez dans 1 litre d'eau 5 cuillères à soupe de bicarbonate de soude jusqu'à obtenir une pâte homogène. Appliquez sur le visage puis massez délicatement en faisant des cercles concentriques. Rincez à l'eau puis finissez en hydratant.

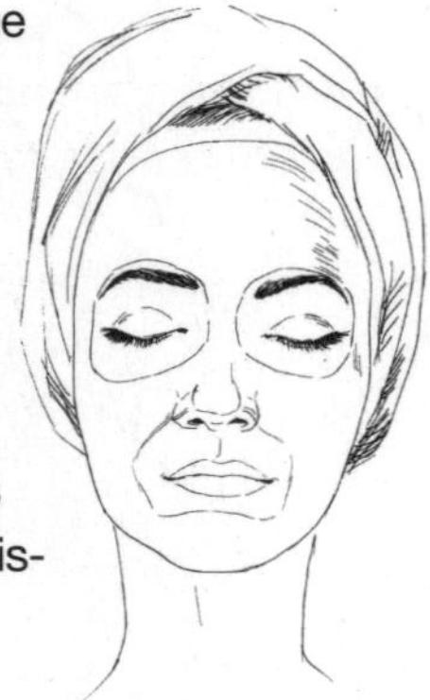

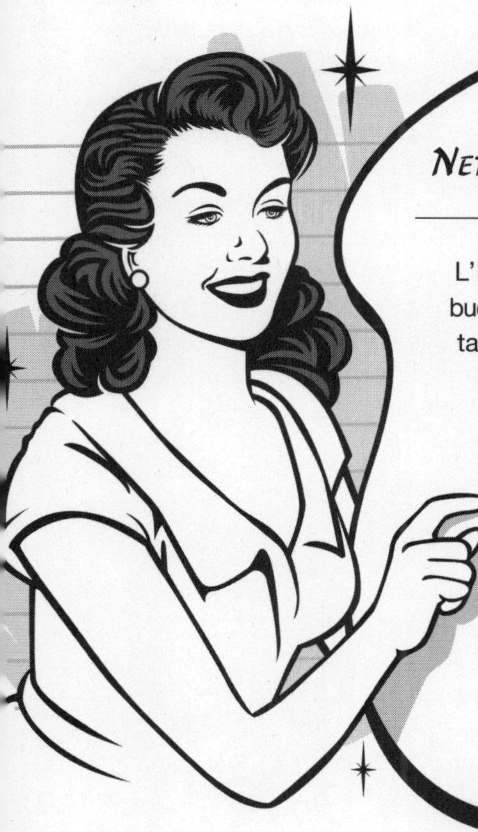

Nettoyer ses ustensiles bucco-dentaires

L'hygiène des ustensiles bucco-dentaires est aussi importante que l'hygiène des dents. Une fois par mois, diluez 4 cuillères à soupe de bicarbonate de soude dans 1 grand bol d'eau chaude. Laissez tremper toute une nuit votre brosse et votre verre à dents. Le lendemain, rincez à l'eau abondamment.

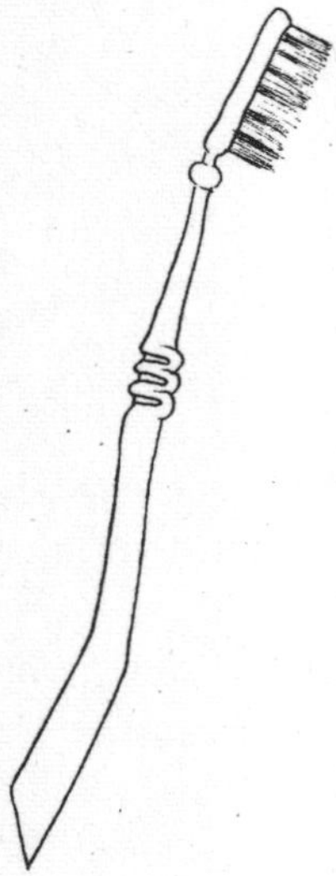

Soin dentaire

Rien ne vaut un bon brossage avec du bicarbonate de soude pour nettoyer ses quenottes en profondeur. Dans 15 cl d'eau oxygénée, diluez 3 cuillères à café de bicarbonate de soude. Déposez la mixture obtenue sur votre brosse à dents puis lavez-les avec. Attention, n'utilisez pas ce soin plus d'une fois par mois. L'eau oxygénée utilisée trop fréquemment peut attaquer vos gencives.

Odeur de chevelure

Vous avez fait la fête toute la soirée au milieu de fumeurs ? Résultat, le lendemain, vos cheveux sentent inévitablement le tabac froid. Même après les avoir lavés, l'odeur est toujours là ! Chassez-la simplement en versant du bicarbonate de soude sur votre crinière sèche. Massez énergiquement puis brossez pour enlever l'excès de poudre. Sentez : vos cheveux sont inodores !

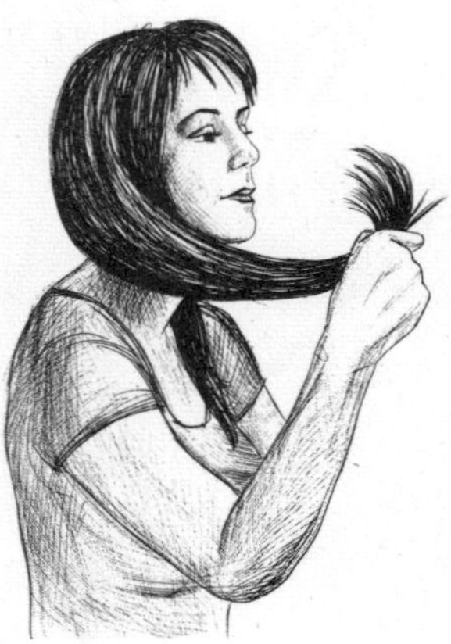

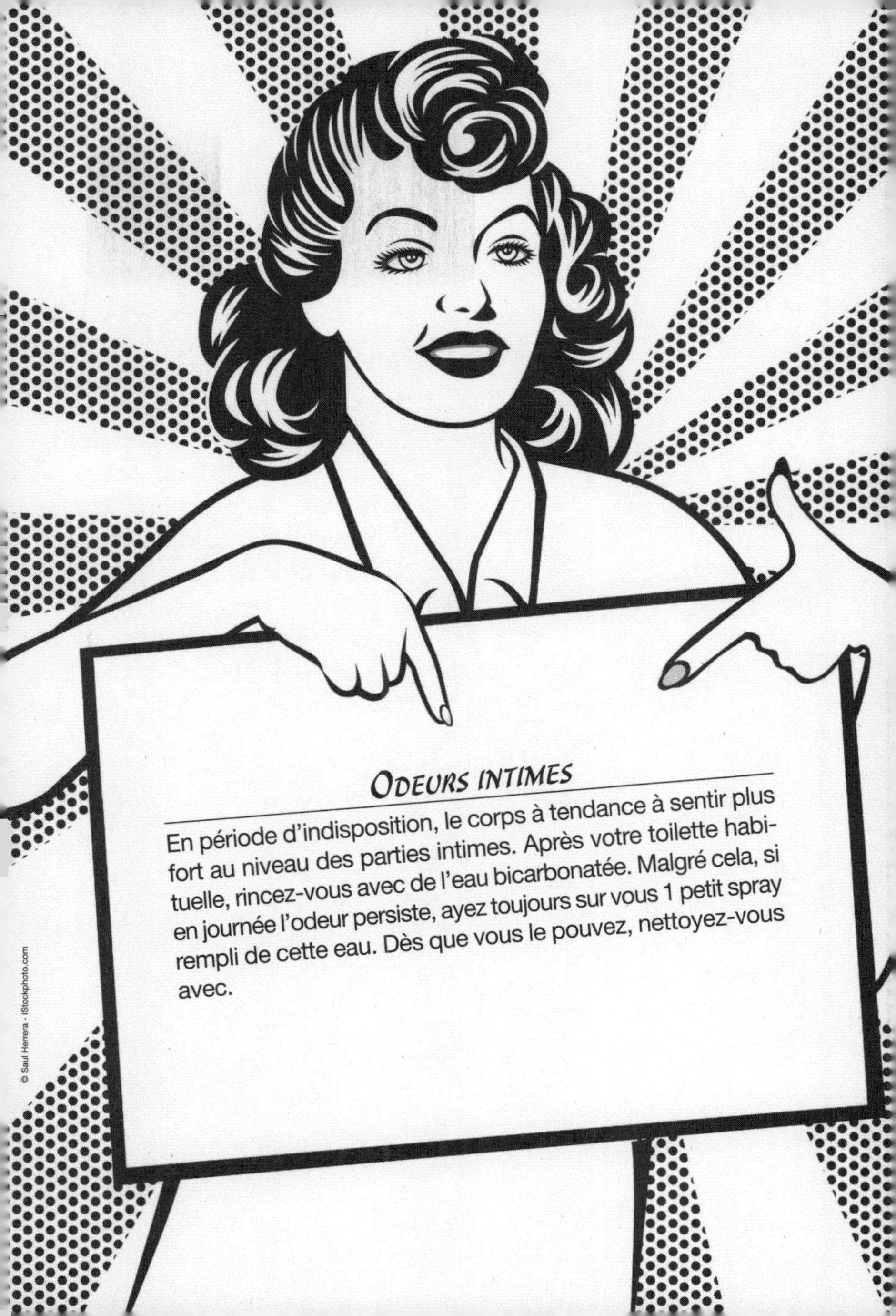

Odeurs intimes

En période d'indisposition, le corps à tendance à sentir plus fort au niveau des parties intimes. Après votre toilette habituelle, rincez-vous avec de l'eau bicarbonatée. Malgré cela, si en journée l'odeur persiste, ayez toujours sur vous 1 petit spray rempli de cette eau. Dès que vous le pouvez, nettoyez-vous avec.

DÉODORANT EXPRESS

Fabriquez rapidement votre déodorant avec du bicarbonate de soude. Diluez-en 2 cuillères à café dans un pulvérisateur avec de l'eau tiède. Agitez énergiquement puis vaporisez vos aisselles. En 5 minutes, la mauvaise odeur est neutralisée.

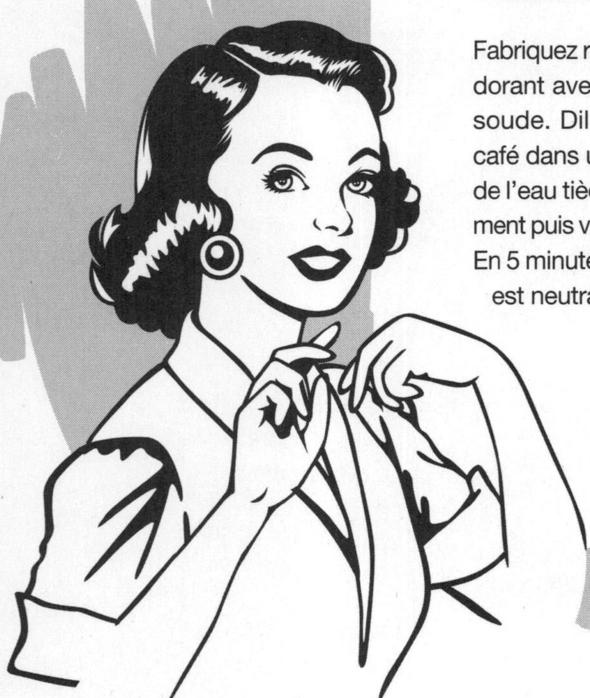

Rince-doigts inodore

Quel délice de manger des fruits de mer. Mais à la fin du repas, vos mains sentent fortement l'odeur des crustacés. Remédiez à ce petit désagrément en plongeant vos doigts dans de l'eau bicarbonatée. Il n'existe pas meilleur rince-doigts ! Il ne laisse ni odeur ni mains collantes. Faites le test !

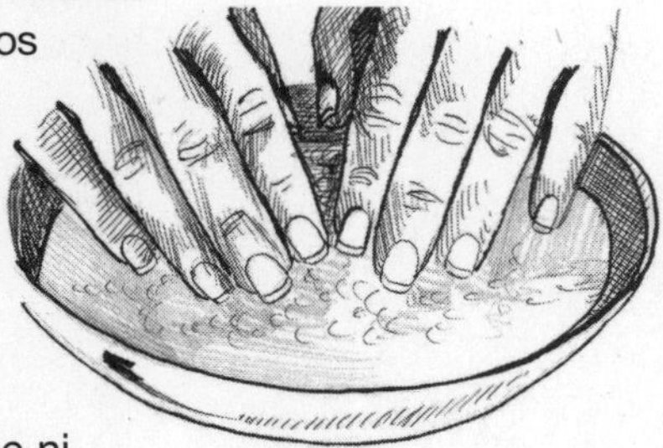

Savon maison

Le bicarbonate de soude peut aussi faire office de savon. Diluez-en 4 cuillères à café dans 1 verre de vinaigre blanc. Une pâte homogène doit se former. Laissez reposer quelques minutes puis lavez-vous avec. Votre peau sera nettoyée en profondeur sans être agressée.

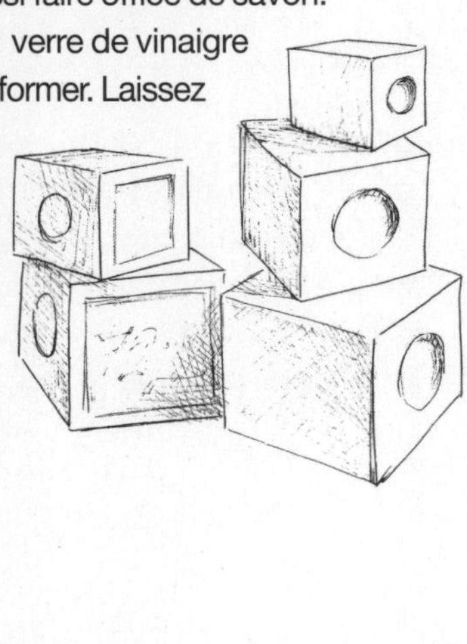

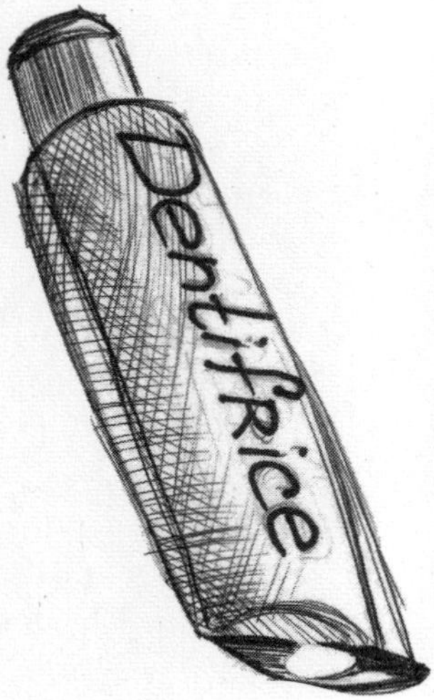

Mauvaise haleine

Votre réveil n'a pas sonné ce matin ? Résultat, vous êtes parti en vitesse au travail sans prendre le temps de vous brosser les dents… Évitez la mauvaise haleine matinale avec le bicarbonate de soude. Un petit gargarisme et le tour est joué. D'une pierre deux coups, vous nettoyez aussi votre dentition !

SOS ongles sales

Vous peinez à enlever les résidus de vernis sur vos ongles ? Nettoyez-les avec du bicarbonate de soude. Saupoudrez le produit sur 1 petite brosse puis frottez énergiquement vos ongles humidifiés. En 2 à 3 passages, vous aurez des ongles impeccables. C'est radical !

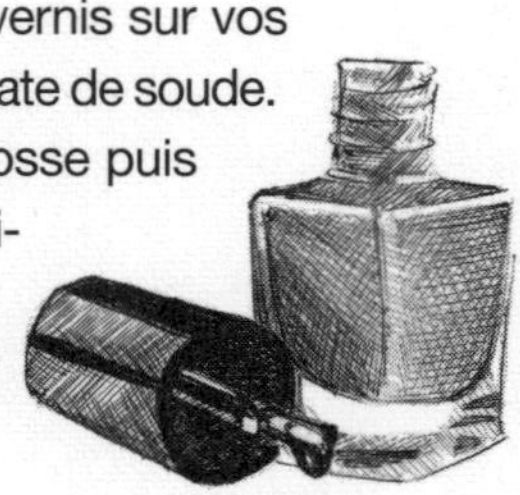

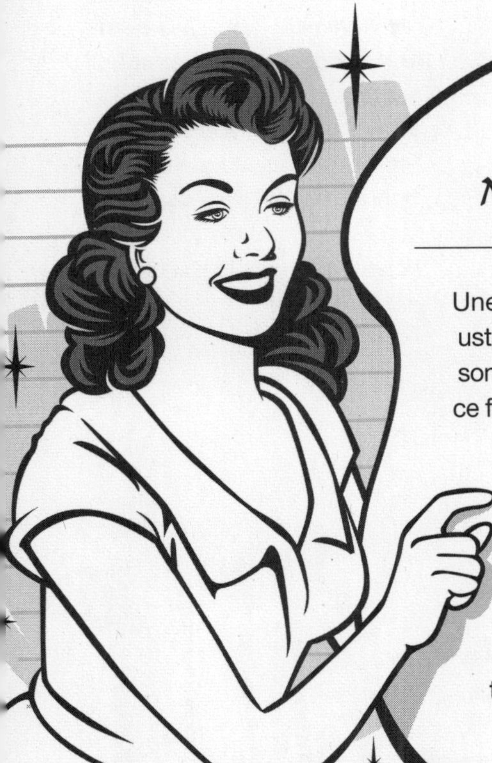

NETTOYER SA BROSSE À ONGLES

Une brosse à ongles fait partie des ustensiles qui se salissent vite et qui sont assez embêtants à nettoyer. Pour ce faire, rien de tel que le bicarbonate de soude : Mélangez 2 cuillères à soupe de bicarbonate de soude à 50 centilitres d'eau bien chaude. Laissez tremper la brosse 1 nuit. Rincez le lendemain : votre brosse à ongles est toute propre.

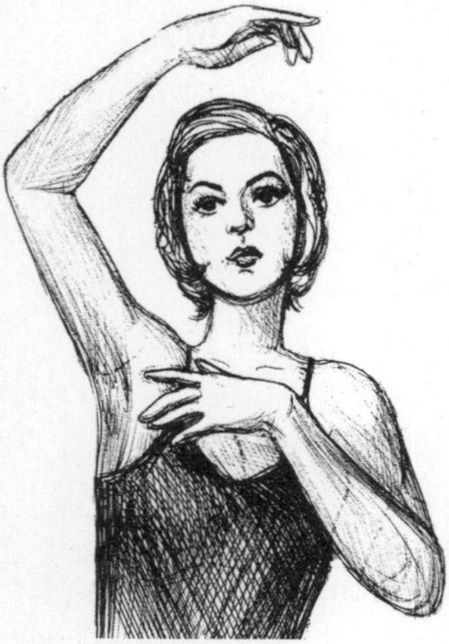

Déodorant maison

Vous avez tendance à transpirer facilement ? Régulez votre sueur simplement en tapotant vos aisselles avec un peu de bicarbonate de soude. Vous limiterez les odeurs nauséabondes. Gardez-en toujours un peu sur vous et renouvelez l'opération dans la journée si nécessaire.

Accessoires de maquillage

Vous vous servez tous les jours de petits pinceaux et d'ustensiles de maquillage. Résultat, ils s'abîment et se salissent vite. Entretenez-les et nettoyez-les grâce au bicarbonate de soude. Mettez 50 cl d'eau bien chaude dans une bassine et versez-y 2 cuillères à soupe de bicarbonate de soude. Mettez-les à tremper toute 1 nuit. Le lendemain, rincez-les et séchez-les : ils sont comme neufs !

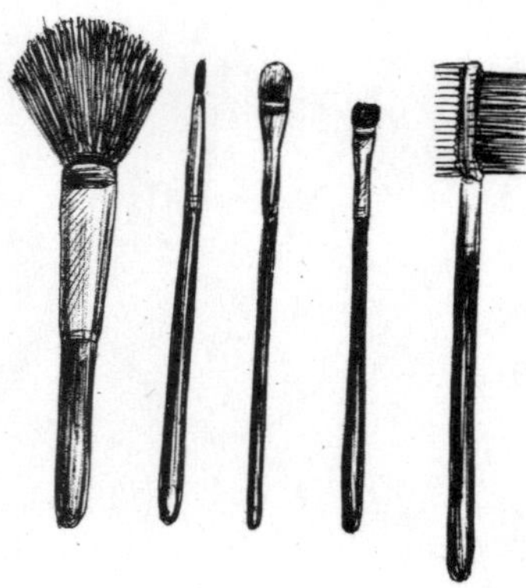

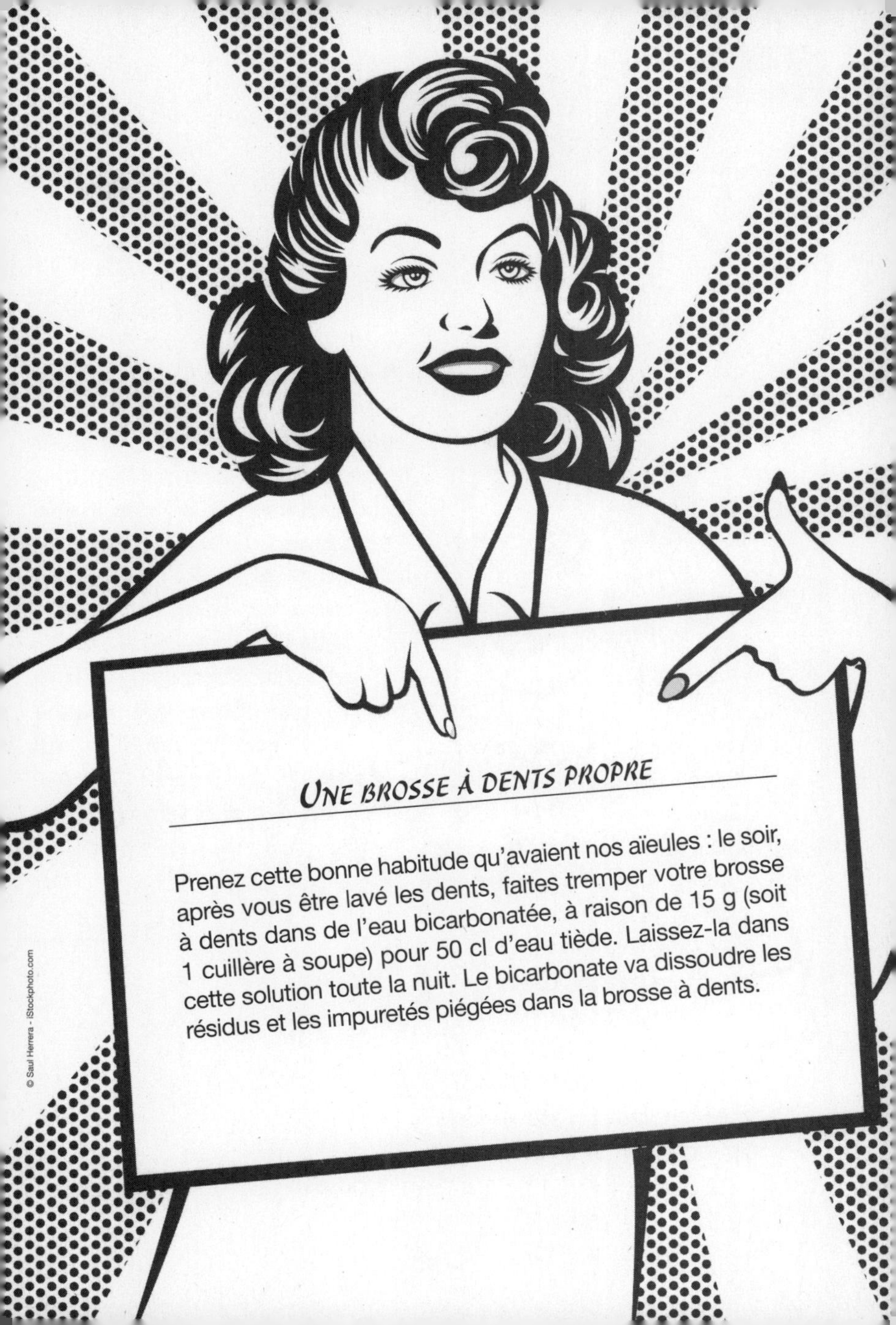

Une brosse à dents propre

Prenez cette bonne habitude qu'avaient nos aïeules : le soir, après vous être lavé les dents, faites tremper votre brosse à dents dans de l'eau bicarbonatée, à raison de 15 g (soit 1 cuillère à soupe) pour 50 cl d'eau tiède. Laissez-la dans cette solution toute la nuit. Le bicarbonate va dissoudre les résidus et les impuretés piégées dans la brosse à dents.

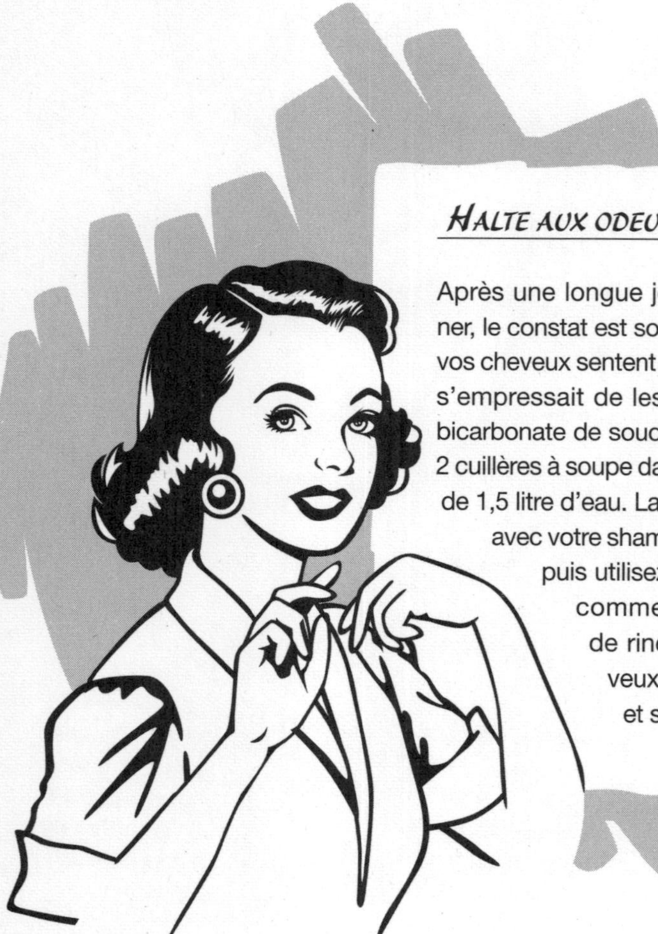

Halte aux odeurs de friture

Après une longue journée à cuisiner, le constat est souvent le même : vos cheveux sentent la friture. Mamie s'empressait de les laver avec du bicarbonate de soude. Mélangez-en 2 cuillères à soupe dans une bouteille de 1,5 litre d'eau. Lavez-vous la tête avec votre shampooing habituel puis utilisez votre mélange comme dernière eau de rinçage. Vos cheveux seront propres et sans odeur !

En finir avec les pellicules

Rien de pire que des cheveux remplis de pellicules. Éradiquez-les naturellement avec le bicarbonate de soude. Diluez-en 4 cuillères à café dans 1 bol d'eau et frictionnez votre cuir chevelu avec ce mélange. Renouvelez l'opération 2 fois pendant 2 semaines. Si le problème persiste, n'insistez pas. Consultez votre médecin.

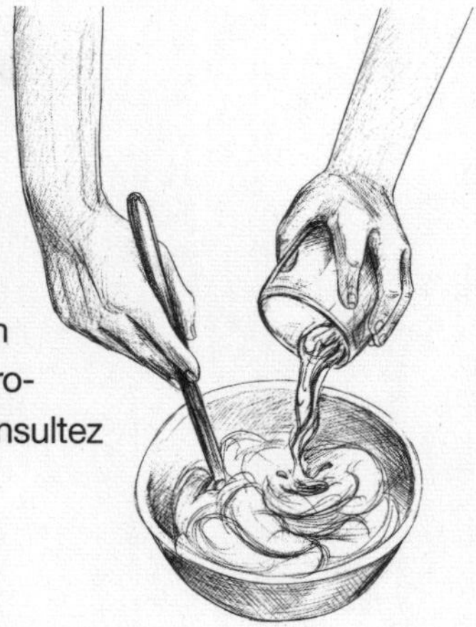

Enlever les produits coiffants

Le bicarbonate de soude est très efficace pour nettoyer votre cuir chevelu. Rincez-vous avec de l'eau additionnée de 2 cuillères à café de bicarbonate de soude et vous n'aurez plus de résidus de laque ou de gel dans les cheveux.

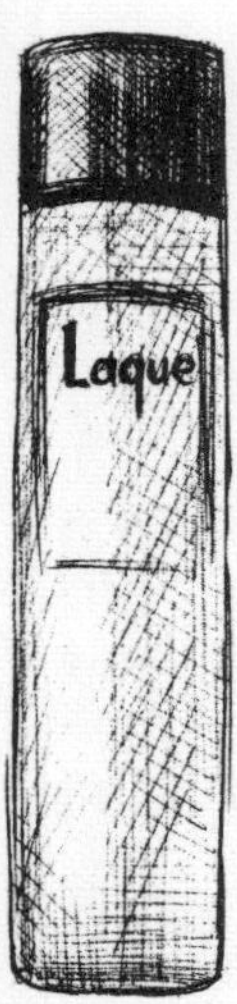

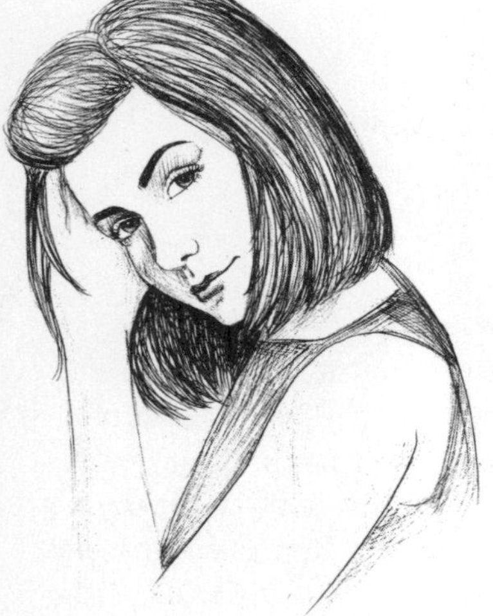

Des cheveux souples

Certains jours, quoi que vous fassiez, vos cheveux ne veulent pas se coiffer. La raison : ils manquent de souplesse. Remédiez-y en ajoutant 1 cuillère à café de bicarbonate de soude à votre shampooing. Votre crinière sera moins rebelle et se démêlera plus facilement.

Antiacné

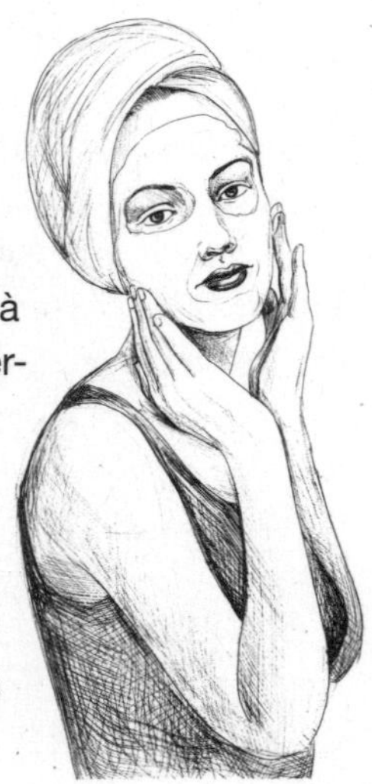

Ne cherchez plus la crème miracle contre les boutons. Faites plutôt confiance à Mamie qui avait une peau sans imperfections. Humectez votre visage avec un peu d'eau, puis étalez du bicarbonate de soude. Un masque avec des petits grains doit se former. Gardez-le 2 minutes si vous souhaitez faire un traitement de fond et 5 minutes si vous avez des boutons à chasser.

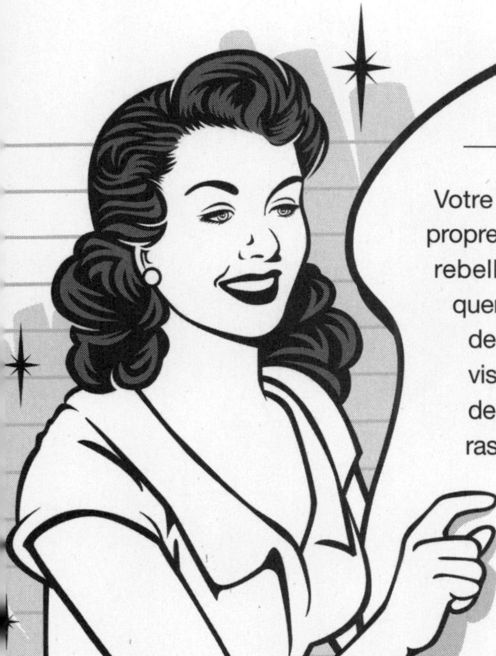

Un rasage parfait

Votre homme peine à se raser proprement à cause de ses poils rebelles ? Suggérez-lui d'appliquer une fois par semaine un peu de bicarbonate de soude sur son visage humidifié. Après 5 minutes de pose, sa peau sera prête à être rasée.

Forme

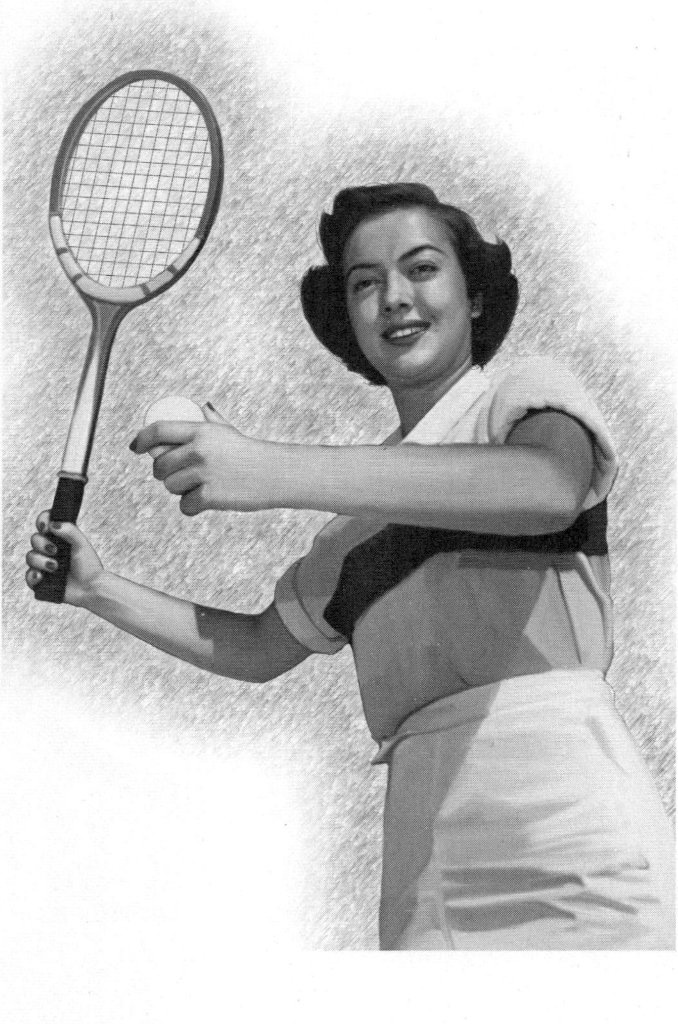

Le bicarbonate de soude pour rester en forme

Mamie utilisait à bon escient les propriétés du bicarbonate de soude. Elle saupoudrait cette poudre blanche miraculeuse pour retrouver un sommeil apaisant, booster sa mémoire ou encore assainir l'air. Faites-en de même !

Contre les acariens

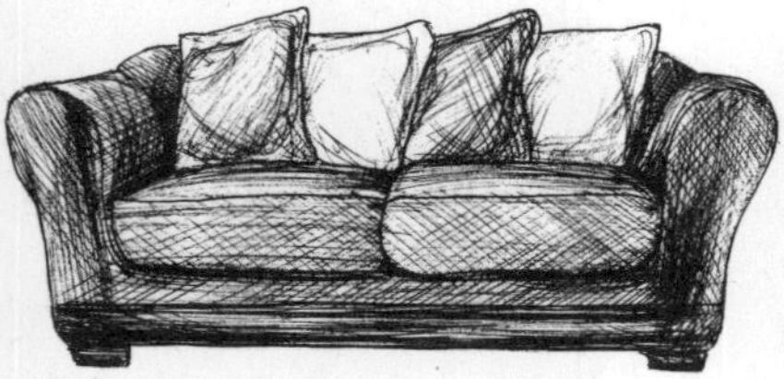

Il est difficile de faire face aux acariens. Microscopiques, ils produisent des déjections très irritantes pour les voies respiratoires. Pour éviter le développement de ces allergènes, utilisez le bicarbonate de soude. Saupoudrez-en sur le canapé, les fauteuils, la moquette... et brossez pour le faire pénétrer dans les fibres. Laissez agir 4 heures puis passez l'aspirateur.

Sommeil agité

Vous peinez à vous endormir ? Chaque soir c'est la même rengaine : vous tournez des heures dans votre lit. Mamie évitait les insomnies en buvant une tisane calmante. Laissez infuser 10 minutes 4 cuillères à soupe de fleurs séchées de camomille avec 2 cuillères à café de bicarbonate de soude. Buvez votre mixture 1 heure avant d'aller vous coucher.

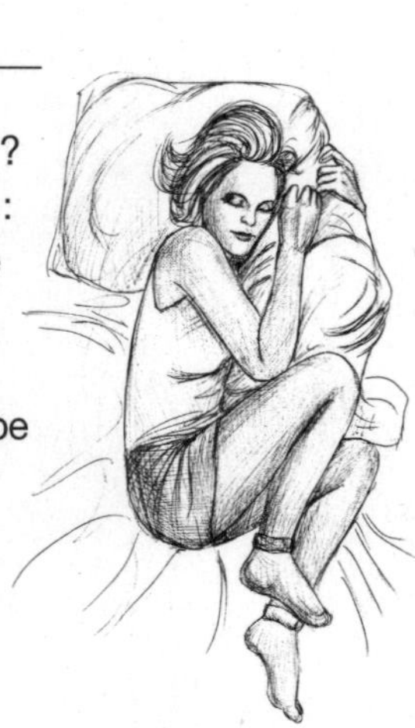

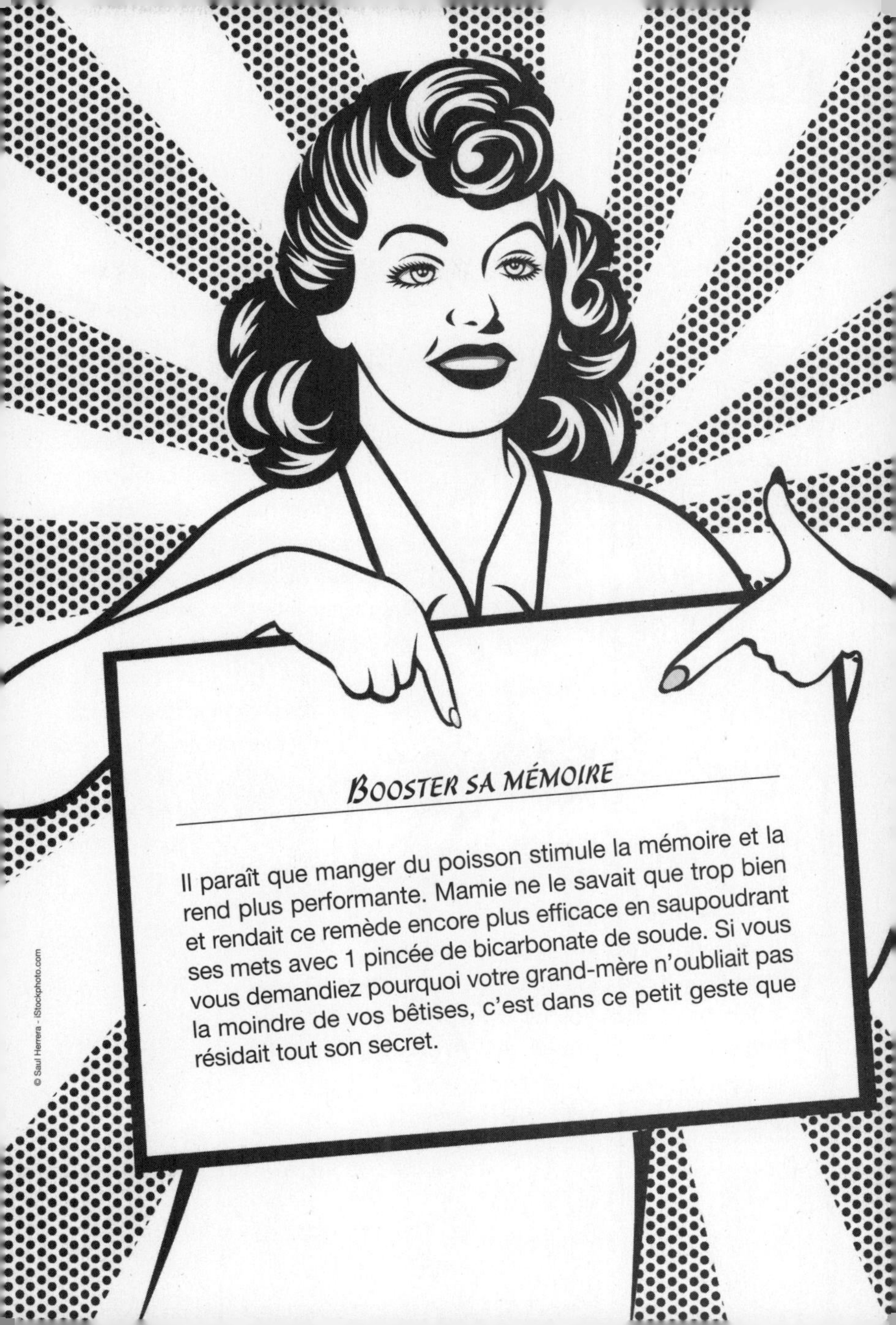

Booster sa mémoire

Il paraît que manger du poisson stimule la mémoire et la rend plus performante. Mamie ne le savait que trop bien et rendait ce remède encore plus efficace en saupoudrant ses mets avec 1 pincée de bicarbonate de soude. Si vous vous demandiez pourquoi votre grand-mère n'oubliait pas la moindre de vos bêtises, c'est dans ce petit geste que résidait tout son secret.

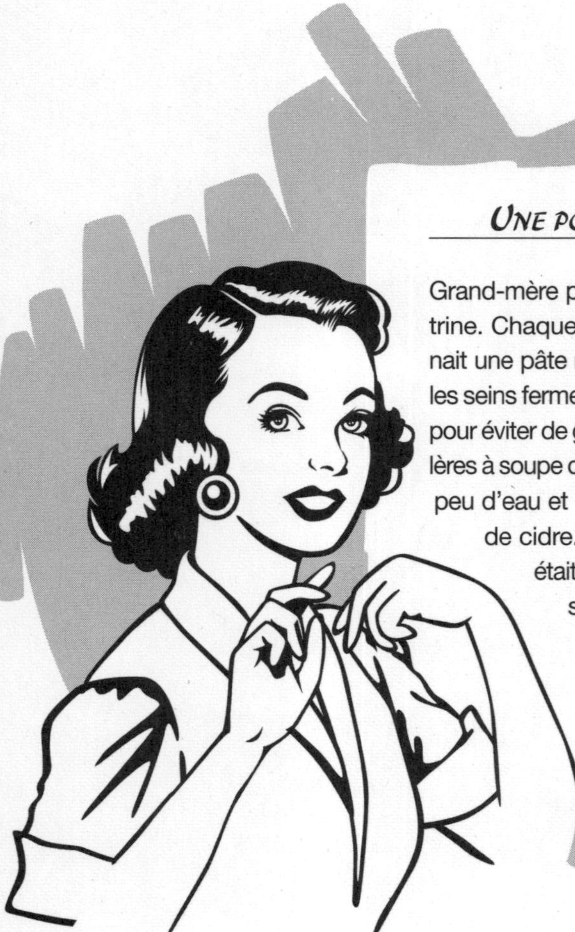

Une poitrine ferme

Grand-mère prenait soin de sa poitrine. Chaque soir, elle confectionnait une pâte maison afin de garder les seins fermes. Sa devise : prévenir pour éviter de guérir. Elle diluait 4 cuillères à soupe de bicarbonate avec un peu d'eau et 1 cuillerée de vinaigre de cidre. Dès que le mélange était homogène, elle le laissait reposer 1 heure au frais, puis elle apposait la mixture sur son décolleté durant 20 minutes.

Fatigue intense

À vivre à 100 à l'heure, l'organisme se fatigue et vous pouvez vous sentir sans forces. Lorsque Grand-mère était dans la même situation, elle retrouvait du tonus avec un bain revigorant. Elle plongeait dans une eau fraîche à 10 °C où elle avait au préalable dilué 4 cuillères à soupe de bicarbonate de soude. Après 15 minutes d'immersion, elle en ressortait pleine d'énergie et revigorée !

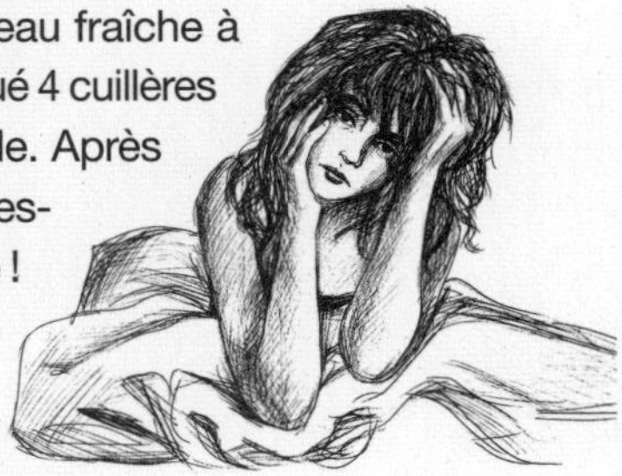

Soulager les courbatures

Après un effort physique, le corps est fatigué et peut souffrir de courbatures. Grand-mère en savait quelque chose ! Elle soulageait son organisme simplement dans un bon bain chaud où elle versait du bicarbonate de soude. Faites de même : ajoutez 4 cuillères à soupe de bicarbonate dans votre baignoire.

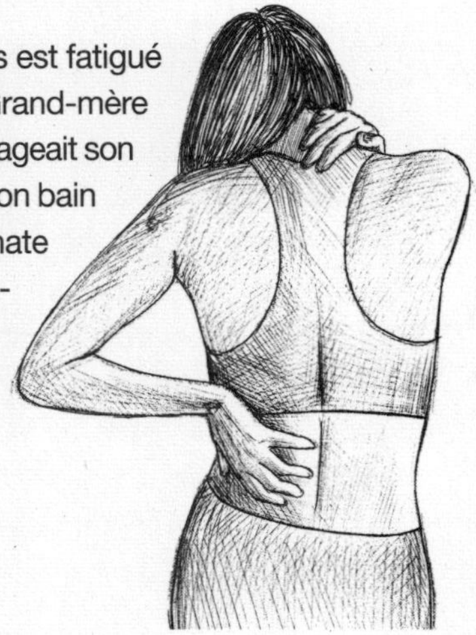

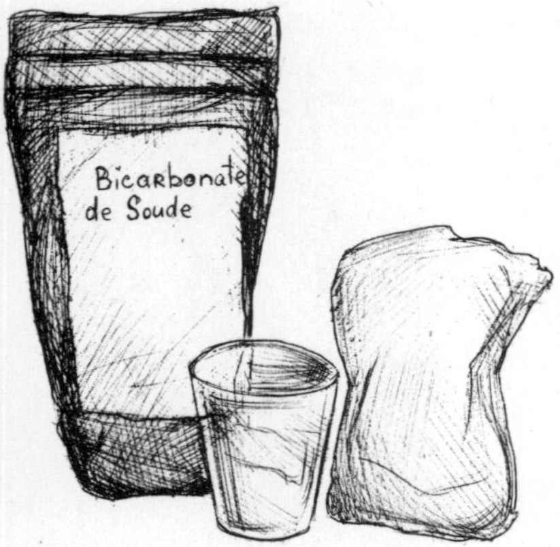

Enlever les odeurs de transpiration

L'été, par forte chaleur, bien que vous soyez une folle du déodorant, il est bien difficile de ne pas transpirer ! Et vos vêtements en font les frais. Un simple lavage ne suffit parfois pas à faire partir ces odeurs nauséabondes. Vous en viendrez à bout en ajoutant au cycle de rinçage une demi-tasse de bicarbonate de soude.

Un substitut au sel

Certaines pathologies interdisent la consommation de sel. Cette obligation alimentaire peut être difficile à respecter lorsqu'on n'en a pas l'habitude : le palais doit s'habituer à des saveurs plus fades. Remplacez donc cet ingrédient par du bicarbonate de soude. Acidulé, il relèvera naturellement vos plats. Par mesure de sécurité, demandez au préalable l'avis de votre médecin.

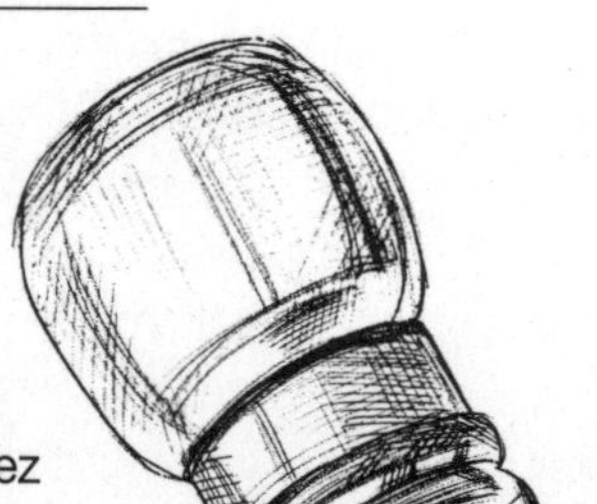

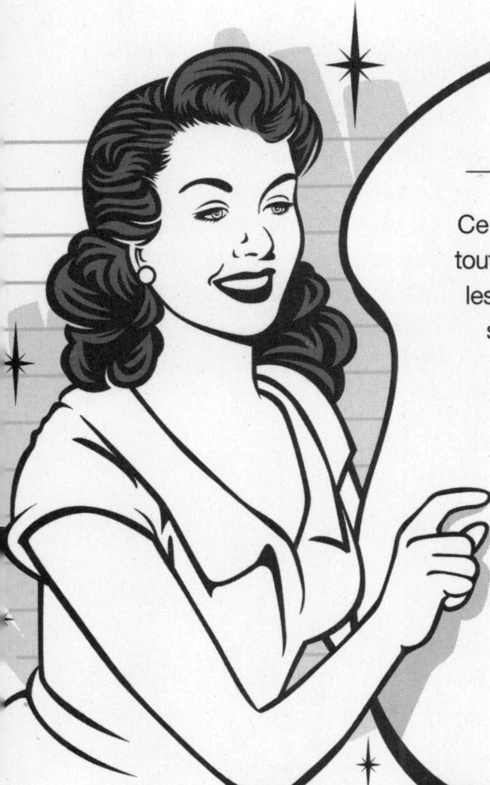

SOULAGER LES PIEDS GONFLÉS

Ce remède rendra le sourire à toutes les femmes enceintes dont les pieds gonflent. Dans une bassine, versez 1 verre de vinaigre de cidre et 2 cuillères à soupe de bicarbonate de soude. Plongez-y vos pieds et relaxez-vous. Effet immédiat garanti.

Fortifier ses os

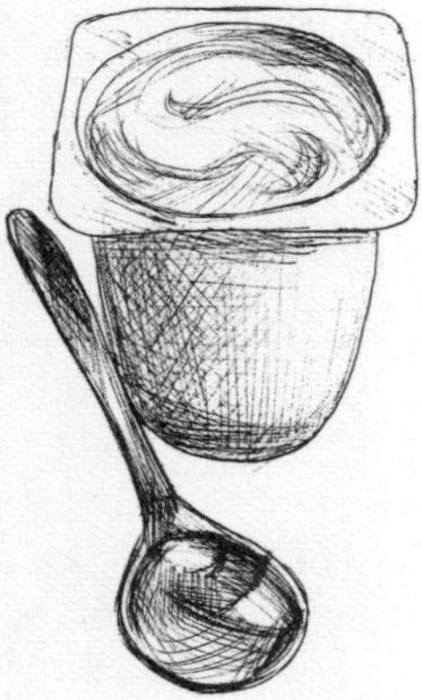

Luttez naturellement contre l'ostéoporose avec le remède ancestral de Grand-mère. Matin et soir, mangez 1 yaourt avec 1 cuillère à café de bicarbonate de soude. Vous aiderez ainsi vos os à fixer le calcium. Un petit geste préventif qui rendra en prime votre ossature plus résistante aux chocs.

Bain apaisant

Si vous avez été piqué par une araignée ou des insectes sur une zone étendue de votre corps, optez pour un bain antidémangeaisons. Versez 20 cuillères à soupe de bicarbonate de soude dans l'eau de votre bain. Restez-y environ 30 minutes : les irritations seront apaisées.

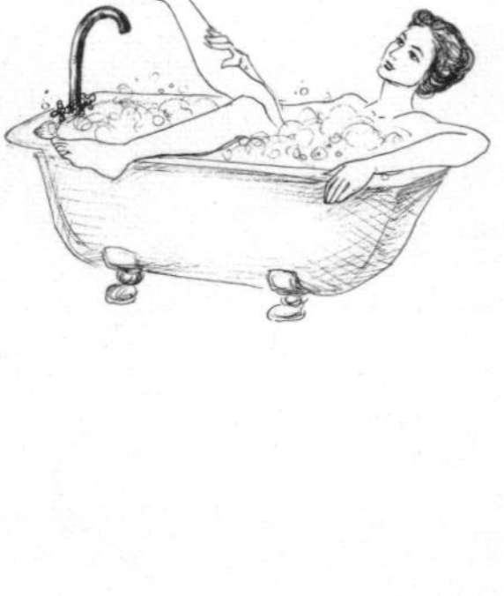

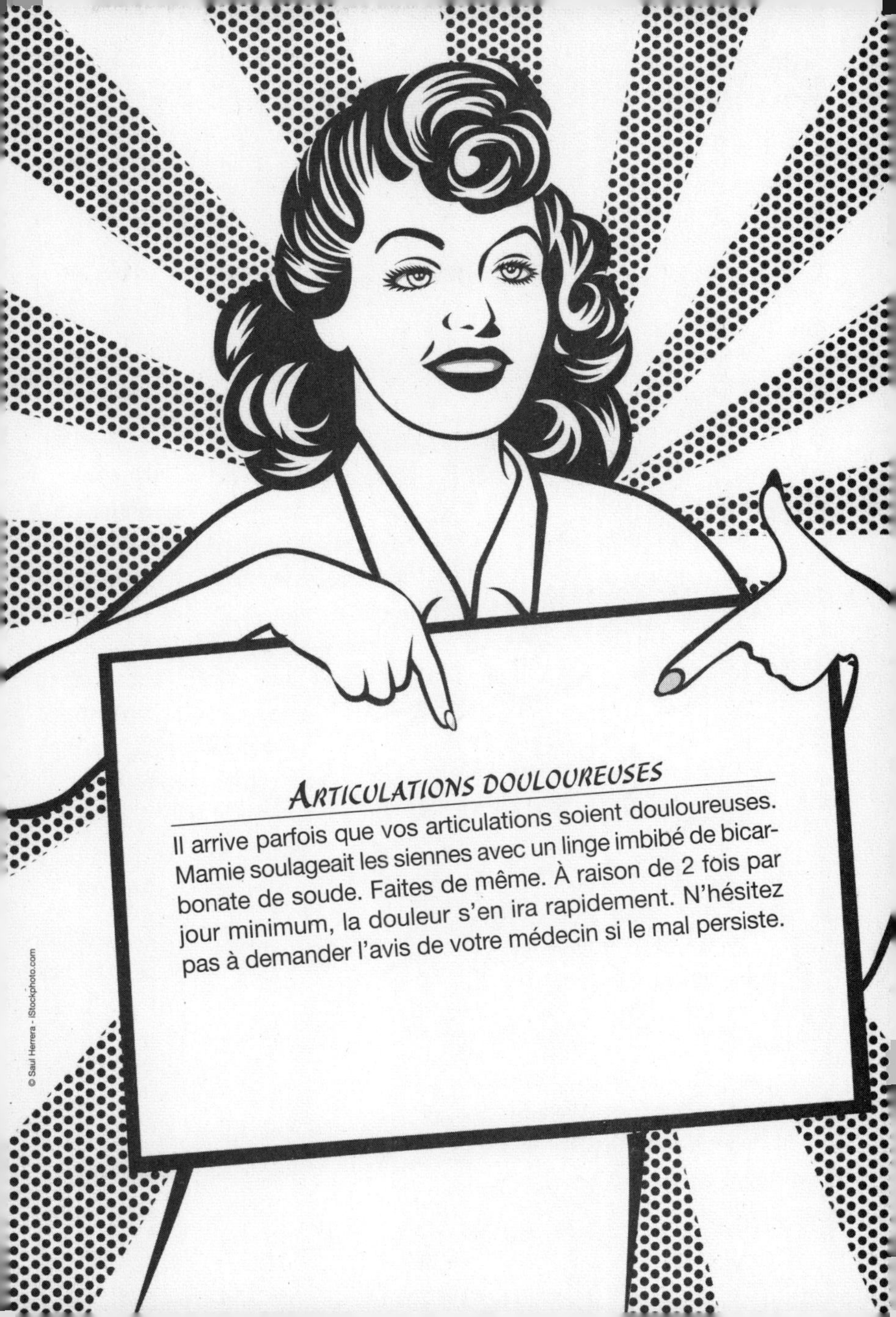

Articulations douloureuses

Il arrive parfois que vos articulations soient douloureuses. Mamie soulageait les siennes avec un linge imbibé de bicarbonate de soude. Faites de même. À raison de 2 fois par jour minimum, la douleur s'en ira rapidement. N'hésitez pas à demander l'avis de votre médecin si le mal persiste.

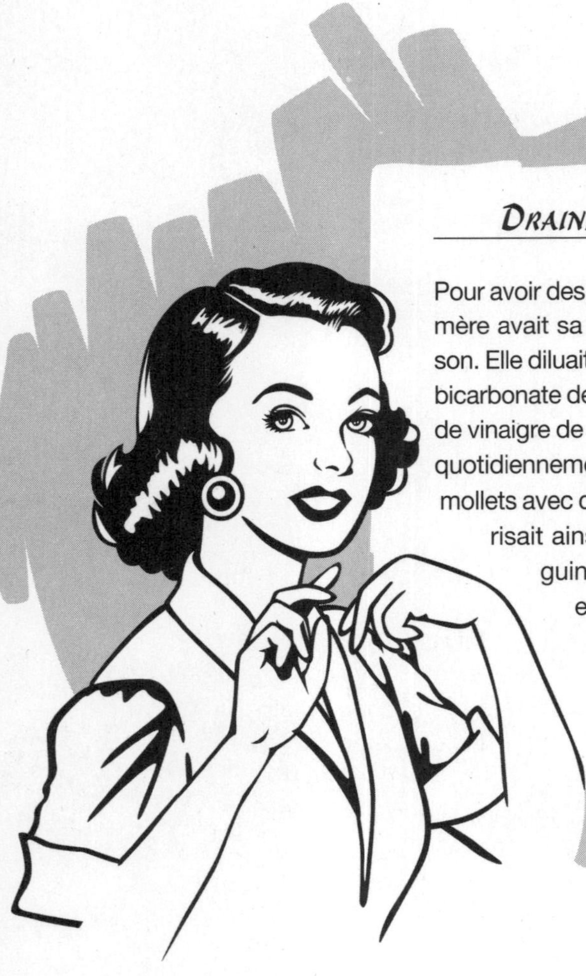

Drainant naturel

Pour avoir des jambes fines, Grand-mère avait sa lotion magique maison. Elle diluait 1 cuillère à soupe de bicarbonate de soude dans 2 verres de vinaigre de cidre. Elle se massait quotidiennement les cuisses et les mollets avec ce mélange. Elle favorisait ainsi la circulation sanguine de ses gambettes et aidait à chasser les amas graisseux.

Des muscles plus résistants

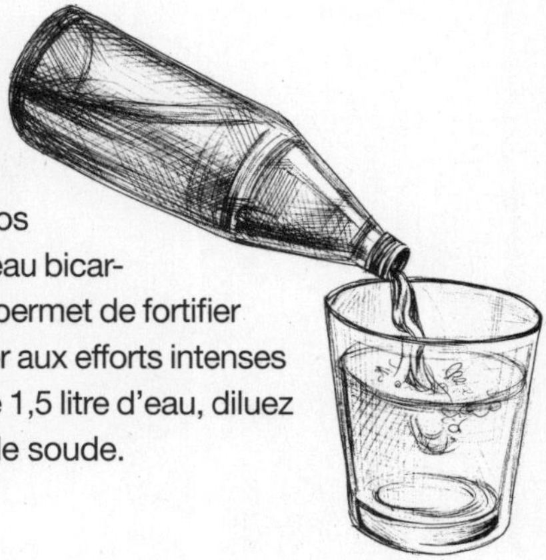

Il n'est pas question de booster vos performances, mais d'aider vos muscles à se surpasser. Boire de l'eau bicarbonatée tout au long de la journée permet de fortifier votre organisme et de mieux résister aux efforts intenses et prolongés. Dans une bouteille de 1,5 litre d'eau, diluez 4 cuillères à café de bicarbonate de soude.

Enlever les produits chimiques

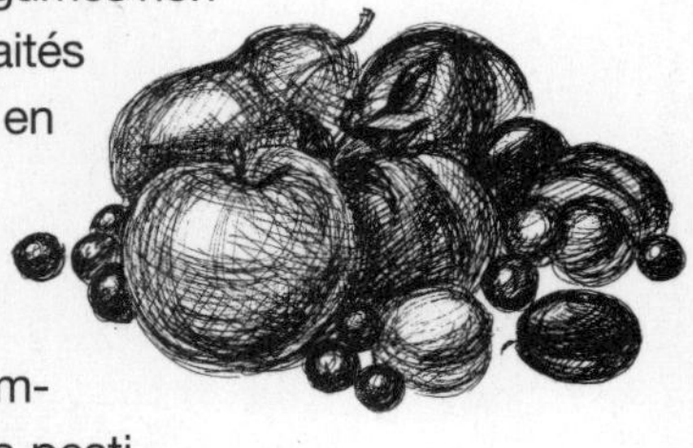

Tout le monde le sait, les fruits et les légumes non bio achetés dans le commerce sont traités avec des produits chimiques. Même en les rinçant avec de l'eau, il reste toujours des résidus. Pour les enlever, plongez vos aliments dans de l'eau bicarbonatée. Rincez ensuite abondamment puis dégustez sans crainte : les pesticides ne seront plus là !

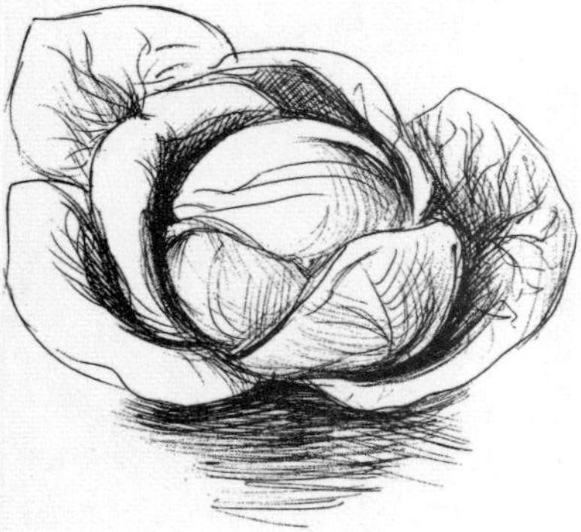

Des crucifères faciles à digérer

Pensez à ajouter 1 pincée de bicarbonate de soude dans l'eau de cuisson de vos choux et de vos choux-fleurs. Un geste simple et économique qui les rendra plus digestes. Ce petit ajout permet également de les rendre plus fermes tout en étant tendres.

Des légumes secs sans flatulences

La digestion des légumes secs entraîne souvent des flatulences. Évitez ce désagrément en les saupoudrant au préalable de bicarbonate de soude. Une pincée avant la cuisson suffit. Bonus : le bicarbonate de soude n'altérera pas leur goût.

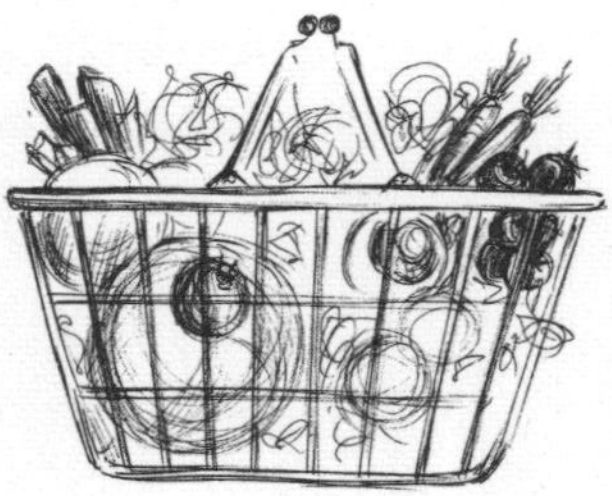

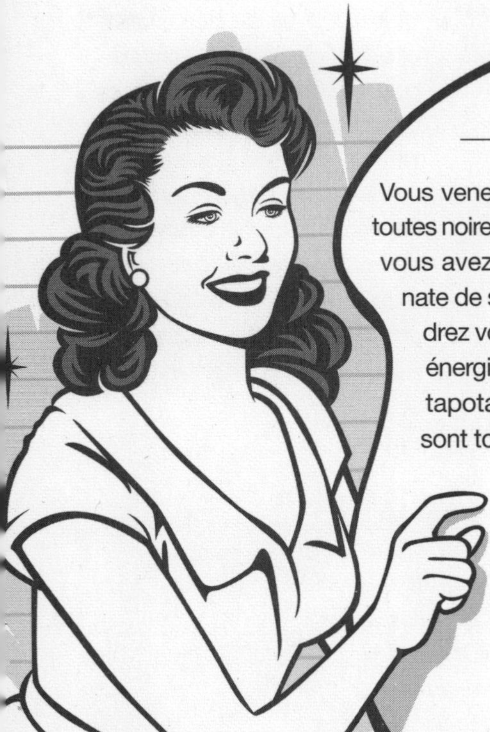

Mains sales

Vous venez de bricoler, vos mains sont toutes noires et vous n'avez pas d'eau. Mais vous avez toujours 1 paquet de bicarbonate de soude dans votre atelier ! Saupoudrez vos mains avec ce dernier, frottez-les énergiquement. Enlevez le surplus en les tapotant entre elles. Essuyez-les : elles sont toutes propres !

Assainir l'air

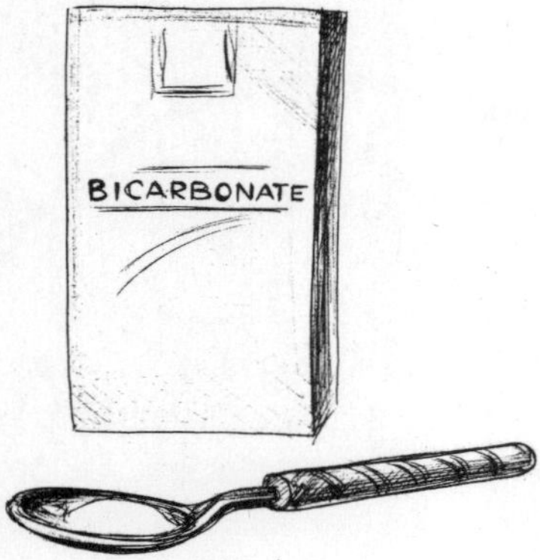

L'air ambiant est rempli de toutes sortes de poussières et autres saletés polluant vos poumons ! C'est là que le bicarbonate de soude va intervenir. Il remplace aisément les produits d'entretien pour votre intérieur. Utilisez-le également à la place des désodorisants chimiques. Il limite aussi la propagation des moisissures. Faites-en bon usage !

Assainir le lit

Le matelas et les oreillers sont de vrais nids à acariens et à moisissures. Que vous soyez allergiques ou non, assainissez votre espace de repos en le saupoudrant de bicarbonate de soude. Brossez pour le faire pénétrer dans les fibres. Laissez agir 6 heures puis passez l'aspirateur. À renouveler tous les 3 mois.

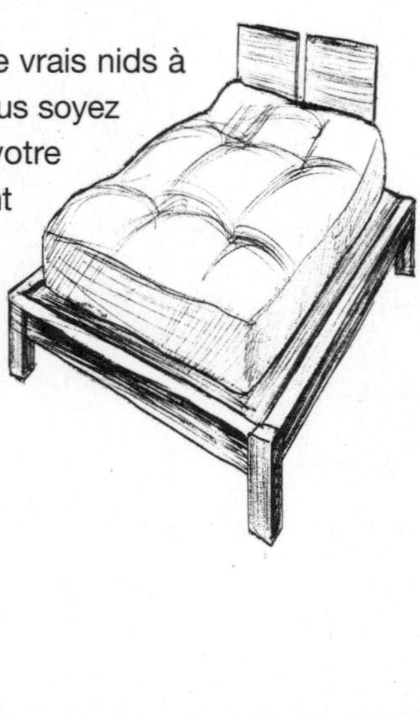

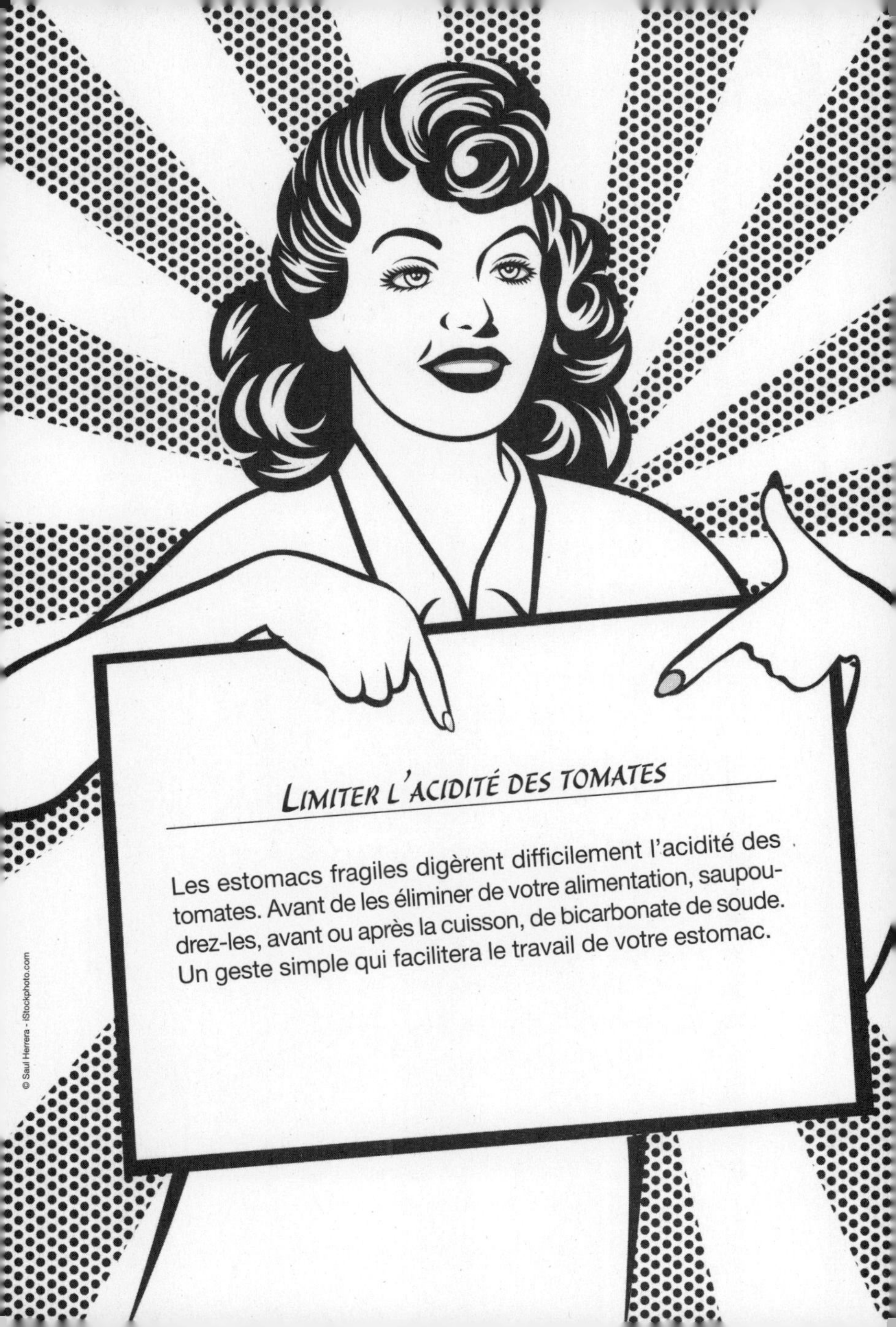

Limiter l'acidité des tomates

Les estomacs fragiles digèrent difficilement l'acidité des tomates. Avant de les éliminer de votre alimentation, saupoudrez-les, avant ou après la cuisson, de bicarbonate de soude. Un geste simple qui facilitera le travail de votre estomac.

Santé

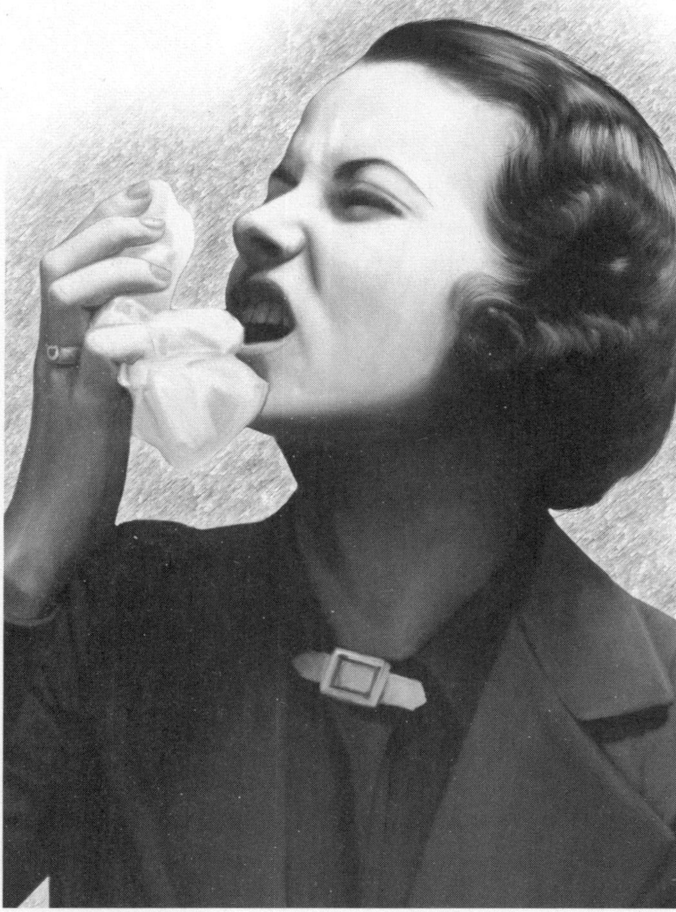

© Lenivitz Production/Irina Sarnavska

Les remèdes au bicarbonate de soude de Mamie

Il n'existe pas un mal dont Mamie ne connaît le remède. Son ingrédient magique : le bicarbonate de soude. L'air de rien, cette petite poudre blanche soigne presque tous les petits bobos du quotidien. Maux de gorge, fatigue, migraine, verrues, cors… et bien d'autres encore. Attention tout de même, les recettes de nos aïeules ne remplaceront jamais l'avis d'un médecin. N'hésitez pas à lui demander conseil si votre état de santé ne s'améliore pas.

Retirer facilement une écharde

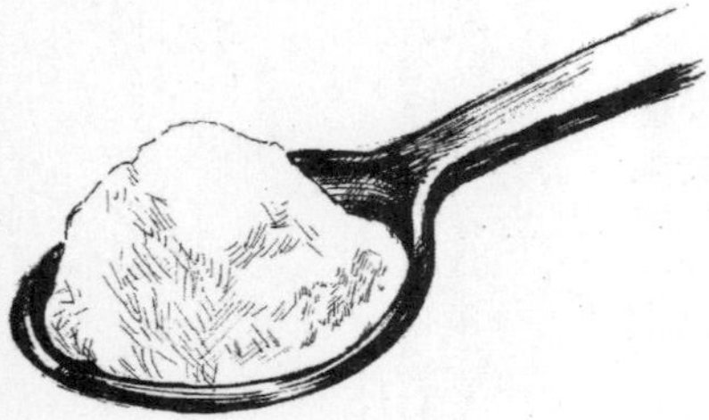

En cas d'écharde, appliquez une pâte de bicarbonate de soude. Dans 1 volume d'eau, ajoutez 3 volumes de bicarbonate. Enveloppez la pâte formée dans du film alimentaire et placez-la 1 heure au réfrigérateur. Une fois le temps d'attente écoulé, appliquez cette pâte sur la zone touchée et laissez sécher pendant au moins 2 heures. L'écharde remontera d'elle-même.

Apaiser un mal de dos

Vous avez porté un poids trop lourd et vous vous retrouvez avec un mal de dos ? Pas de panique, Grand-mère va soulager votre peine. Préparez-vous un cataplasme à base de bicarbonate de soude. Diluez-en 5 cuillères à soupe dans de l'eau brûlante. Une pâte épaisse doit se former. Enveloppez votre préparation dans un torchon, puis laissez refroidir sur la zone douloureuse.

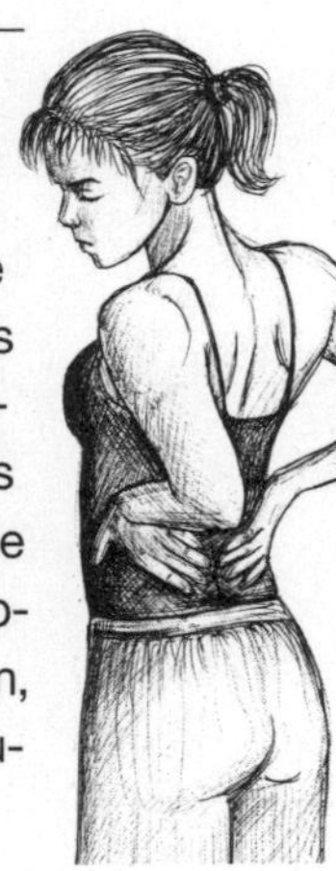

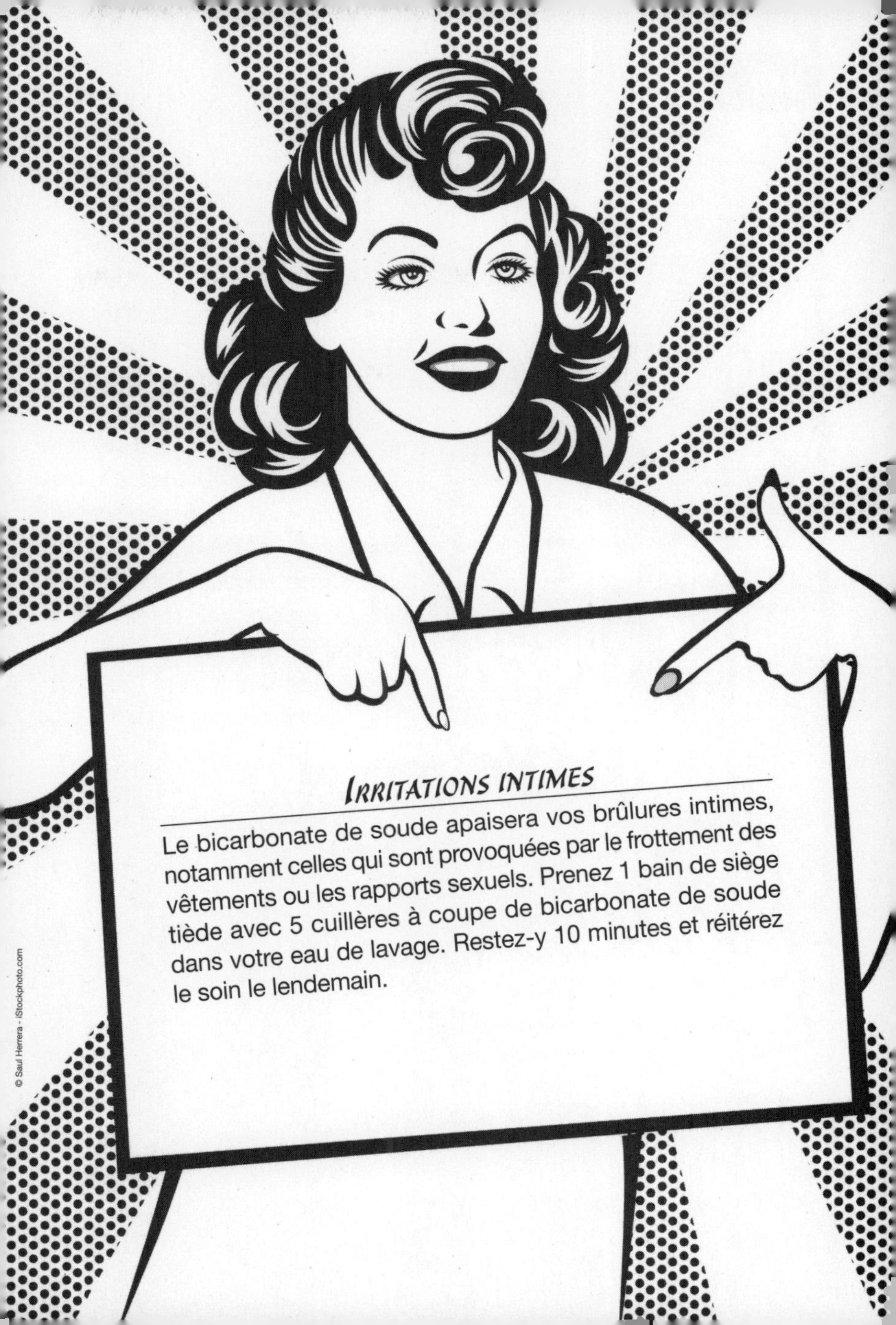

Irritations intimes

Le bicarbonate de soude apaisera vos brûlures intimes, notamment celles qui sont provoquées par le frottement des vêtements ou les rapports sexuels. Prenez 1 bain de siège tiède avec 5 cuillères à coupe de bicarbonate de soude dans votre eau de lavage. Restez-y 10 minutes et réitérez le soin le lendemain.

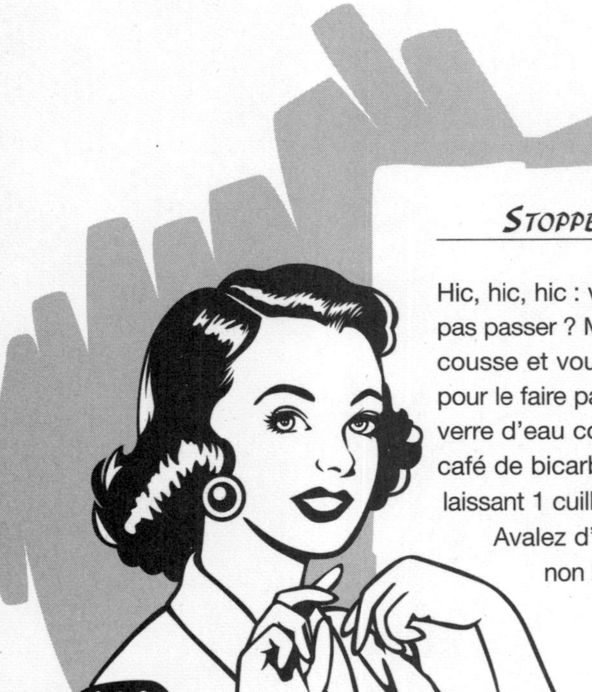

STOPPER LE HOQUET

Hic, hic, hic : votre hoquet ne veut pas passer ? Mamie arrive à la rescousse et vous donne son secret pour le faire passer. Buvez 1 grand verre d'eau contenant 1 cuillère à café de bicarbonate de soude en laissant 1 cuillère dans votre verre. Avalez d'une traite ! Hic ? Eh non ! Le hoquet a disparu.

Dégager les bronches

En cas de bronches encombrées, faites-vous une inhalation au bicarbonate de soude. Si vous n'avez pas d'appareil, portez une casserole à ébullition puis diluez 4 cuillères à café de bicarbonate avec 5 gouttes d'huile essentielle d'eucalyptus. Penchez-vous au-dessus avec une serviette sur la tête. Humez : vos bronches seront dégagées !

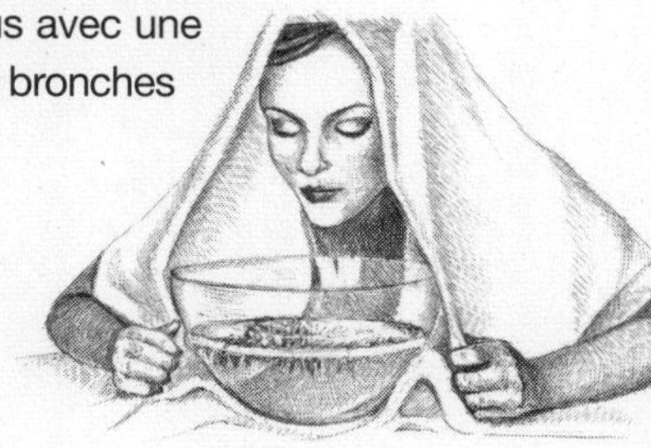

Otites à répétition

Les adeptes de la natation connaissent bien les problèmes d'otites. Le contact répété et prolongé de l'eau en est souvent la cause. Grand-mère adorait faire des longueurs elle aussi, sans les désagréments qui vont avec ! Elle utilisait le bicarbonate de soude en prévention. À la fin de ses séances, elle séchait avec attention ses oreilles et saupoudrait 1 petite pincée de bicarbonate dans chaque oreille.

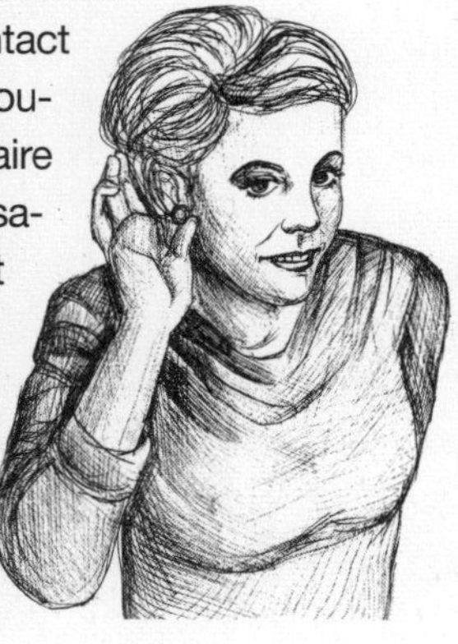

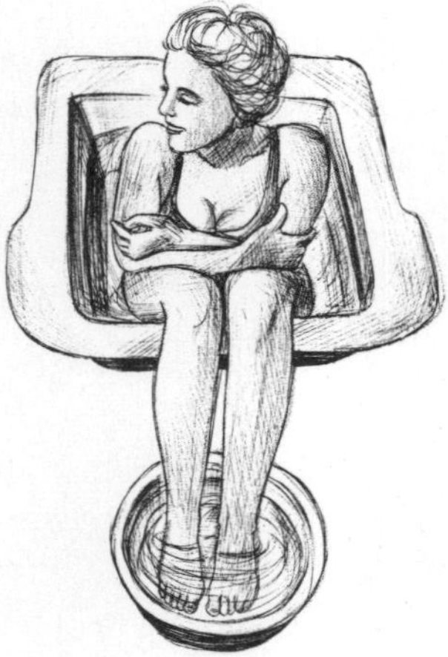

Soulager les hémorroïdes

Les hémorroïdes sont des veines sensibles qui ont gonflé au niveau de l'anus et du rectum. Souvent, les traitements sont assez longs à agir. Mamie les soulageait avec un bain de siège. Dans une bassine, diluez 3 cuillères à café de bicarbonate de soude dans de l'eau froide. Plongez-y les fesses durant 15 minutes. Petit à petit, les veines redeviendront normales.

Irritations anales

Quoi de plus irritant que des démangeaisons anales ? Heureusement, Mamie a le remède qu'il vous faut. Commencez par diluer 4 cuillères à café de bicarbonate de soude dans de l'eau tiède. Humidifiez un gant et nettoyez la zone sensible avec cette solution. Renouvelez l'opération 4 fois par jour durant 1 semaine. Les douleurs seront vite un mauvais souvenir.

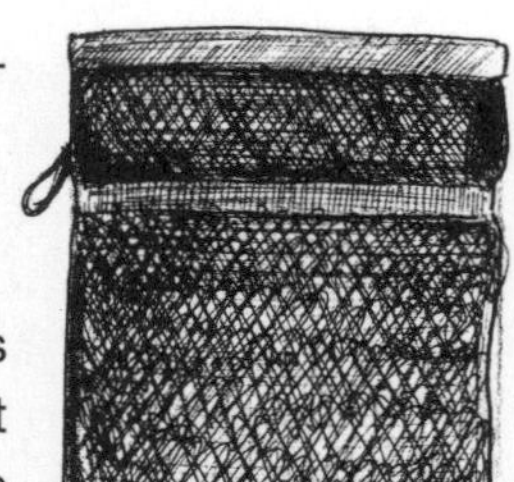

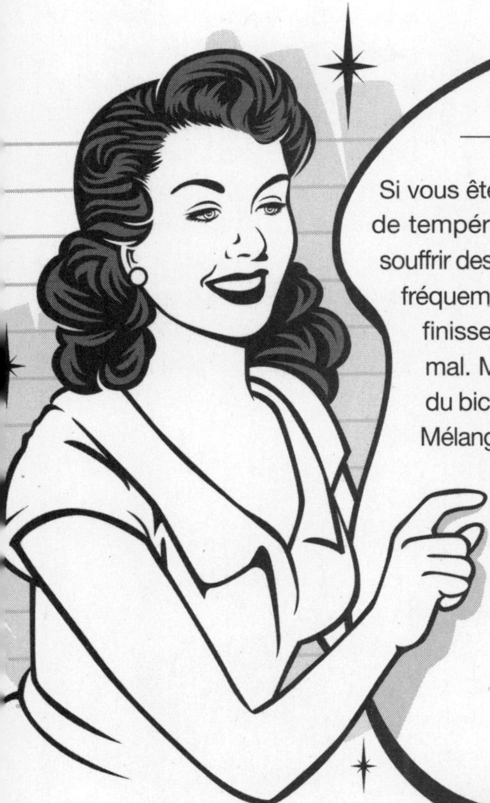

Lèvres gercées

Si vous êtes sensible aux changements de température, vous devez facilement souffrir des lèvres gercées. Même en utilisant fréquemment un stick spécifique, celles-ci finissent par s'assécher et par vous faire mal. Mamie utilisait les vertus apaisantes du bicarbonate de soude pour y remédier. Mélangez-en 5 cuillères à café avec un peu d'eau. Formez une pâte homogène, puis appliquez-en sur votre bouche. Laissez sécher et retirer avec un peu d'eau.

Soigner les ampoules

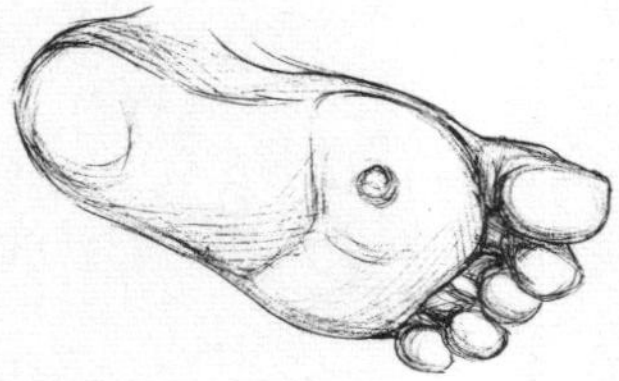

Rien de mieux que le bicarbonate de soude pour faire disparaître les ampoules. Mélangez-en 3 cuillères à soupe avec 1 grosse cuillère d'eau jusqu'à obtenir un mélange homogène. Déposez votre mixture sur les zones touchées et couvrez avec un pansement. Laissez agir toute une nuit. Renouvelez l'opération autant de fois que nécessaire.

Démangeaisons du cuir chevelu

Certains cuirs chevelus sont plus sensibles que d'autres. Les shampooings les irritent et ils finissent par s'assécher. Résultat : votre tête vous démange. Apaisez votre cuir chevelu avec un peu de bicarbonate de soude. Rajoutez-en 1 cuillère à café dans le shampooing que vous utilisez régulièrement. Dès que le mal est enrayé, utilisez 1 shampooing classique pour cheveux sensibles.

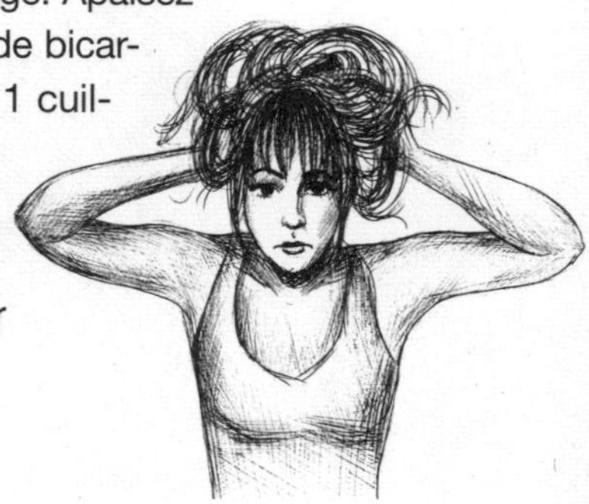

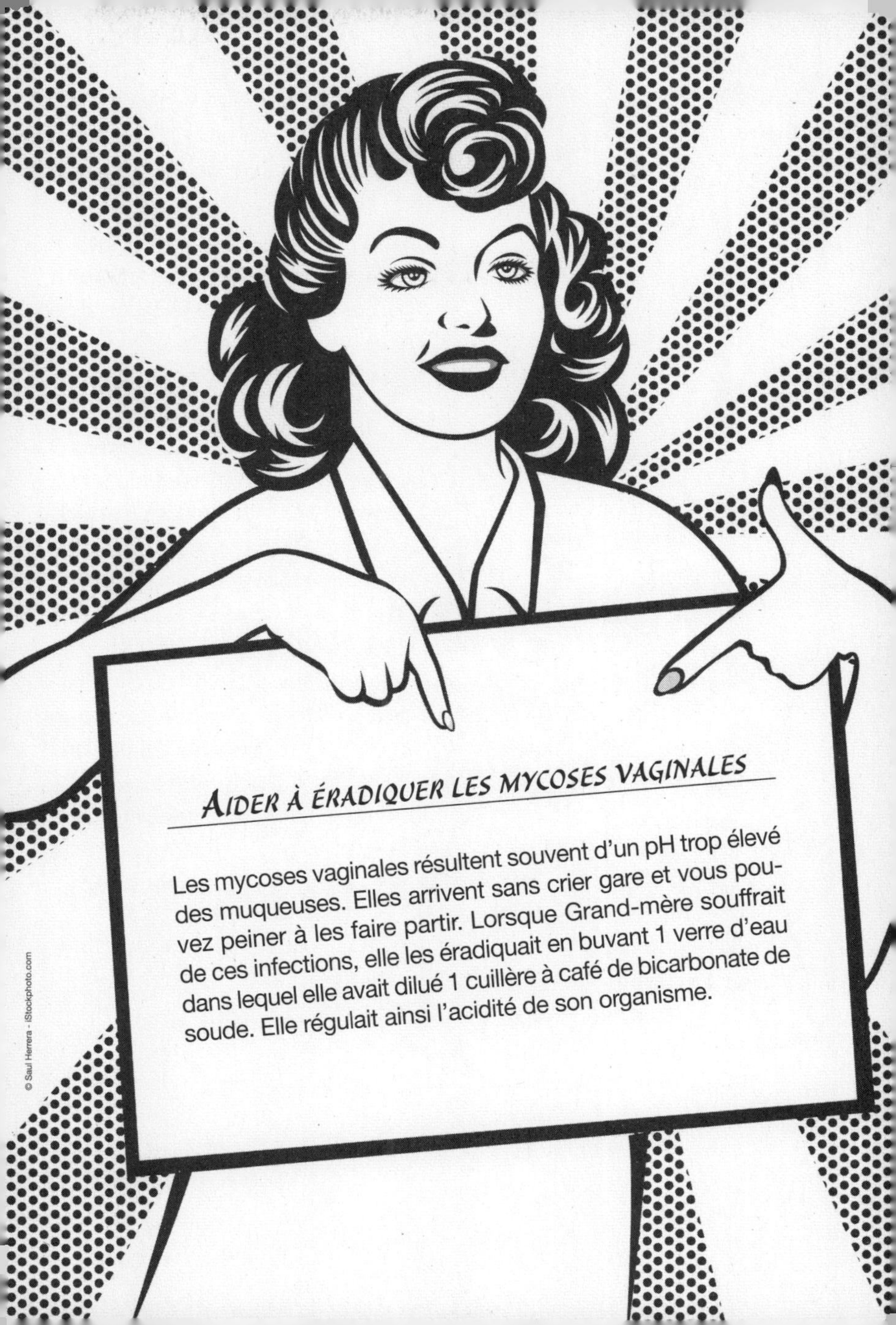
AIDER À ÉRADIQUER LES MYCOSES VAGINALES
Les mycoses vaginales résultent souvent d'un pH trop élevé des muqueuses. Elles arrivent sans crier gare et vous pouvez peiner à les faire partir. Lorsque Grand-mère souffrait de ces infections, elle les éradiquait en buvant 1 verre d'eau dans lequel elle avait dilué 1 cuillère à café de bicarbonate de soude. Elle régulait ainsi l'acidité de son organisme.

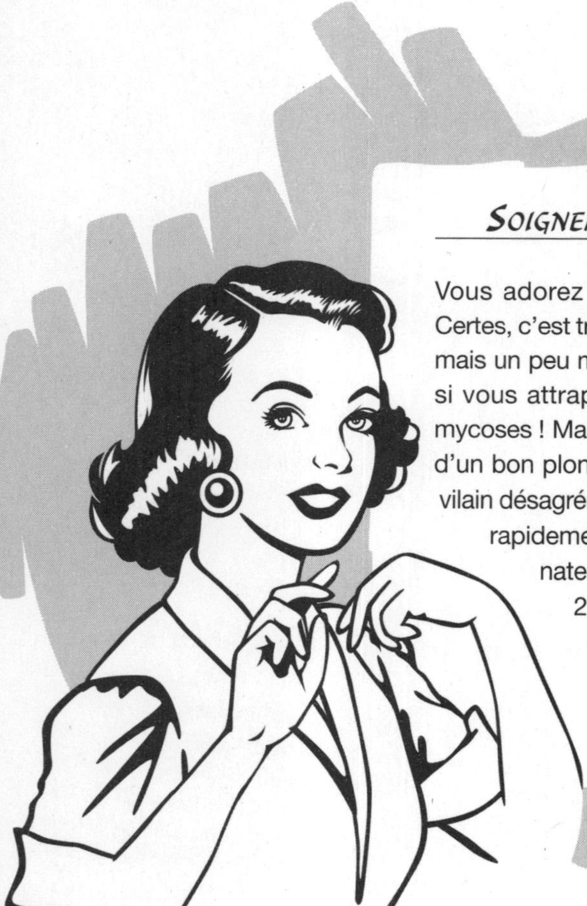

SOIGNER LES MYCOSES

Vous adorez aller à la piscine ? Certes, c'est très bon pour la santé, mais un peu moins pour vos pieds si vous attrapez sans cesse des mycoses ! Mamie ne se privait pas d'un bon plongeon à cause de ce vilain désagrément. Elle se soignait rapidement avec du bicarbonate de soude. Diluez-en 2 cuillères à café dans une petite bouteille et rincez-vous avec ce mélange après chaque séance.

Un remède contre l'eczéma

Si votre enfant souffre d'eczéma, Mamie a un remède ancestral qui le soulagera rapidement. Préparez-lui un bon bain bicarbonaté. Faites couler de l'eau chaude et versez 1 cuillère à café de bicarbonate de soude par litre d'eau. Laissez votre petit au moins 25 minutes. Terminez en appliquant une huile hydratante neutre pour ne pas irriter sa peau.

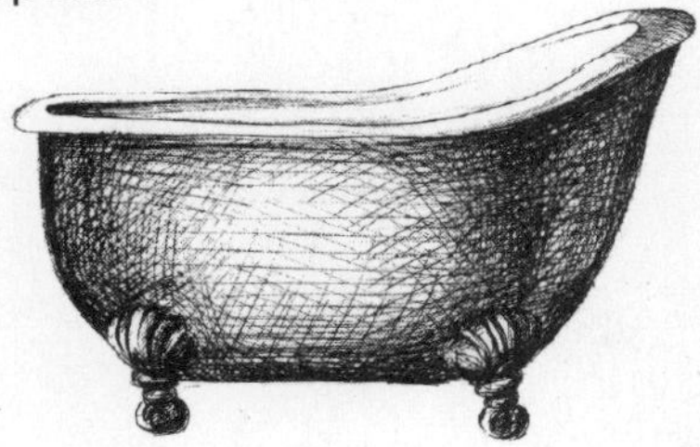

Extinction de voix

Vous avez trop crié la veille ? Résultat, vous n'avez plus de voix et en prime vous souffrez d'un mal de gorge. Soulagez le tout grâce au bicarbonate de soude. Avalez-en 1 petite cuillère à café toutes les 3 heures pendant 24 heures. Le lendemain, ces tracas seront déjà oubliés !

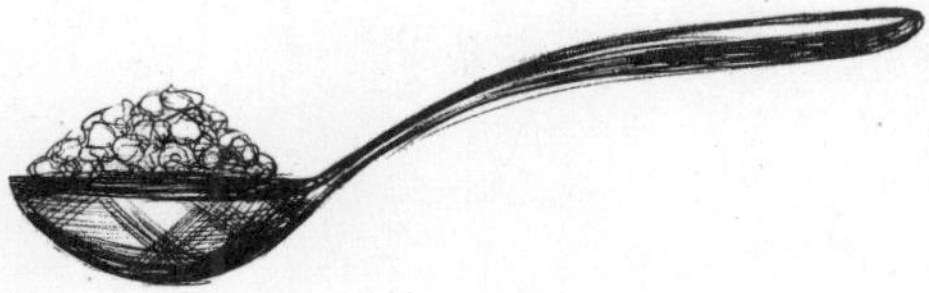

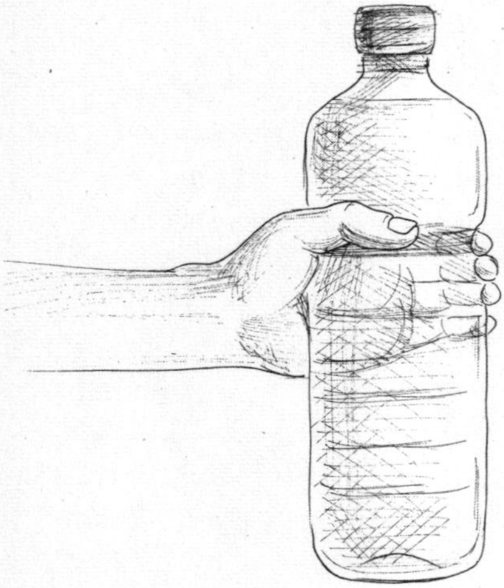

Enrayer la turista

Aïe, aïe, aïe ! Quoi de plus désagréable qu'une turista pendant ses vacances ? Grand-mère rééquilibrait son organisme en buvant 1 litre d'eau additionnée de 1 cuillère à soupe de bicarbonate de soude. Suivez son conseil : en 2 jours, le mal sera enrayé.

Halte aux poux

Chaque année scolaire connaît son invasion de poux. Si votre enfant en a attrapé, commencez par lui laver la tête avec de l'eau au bicarbonate de soude : 4 cuillères à soupe pour 1 verre d'eau. Terminez en brossant avec un peigne spécifique pour retirer les lentes et les poux morts. Renouvelez autant que nécessaire.

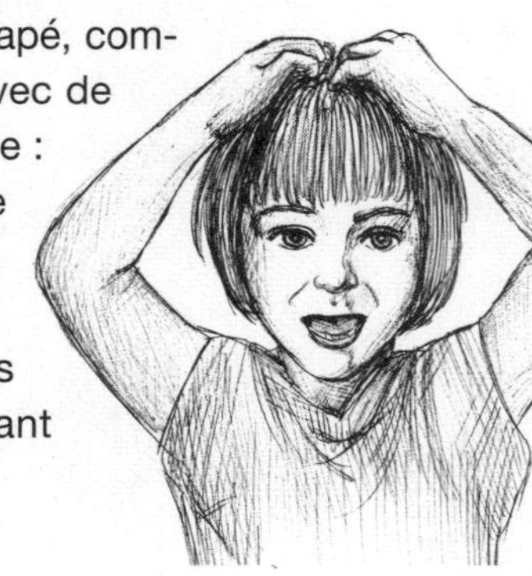

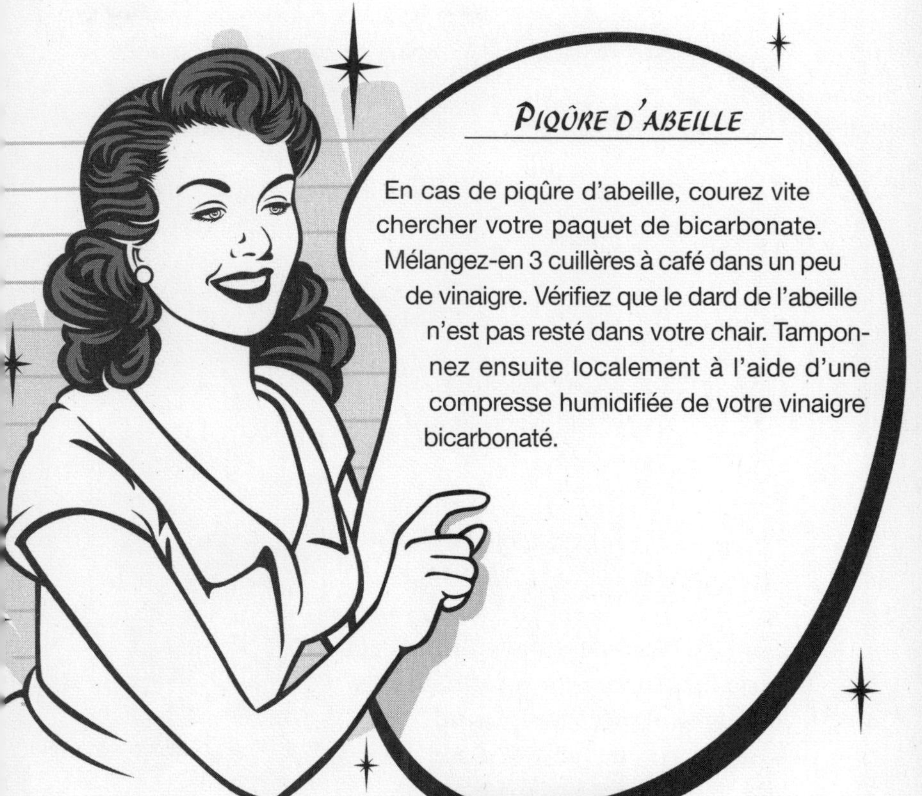
Piqûre d'abeille
En cas de piqûre d'abeille, courez vite chercher votre paquet de bicarbonate. Mélangez-en 3 cuillères à café dans un peu de vinaigre. Vérifiez que le dard de l'abeille n'est pas resté dans votre chair. Tamponnez ensuite localement à l'aide d'une compresse humidifiée de votre vinaigre bicarbonaté.

Éviter les nausées

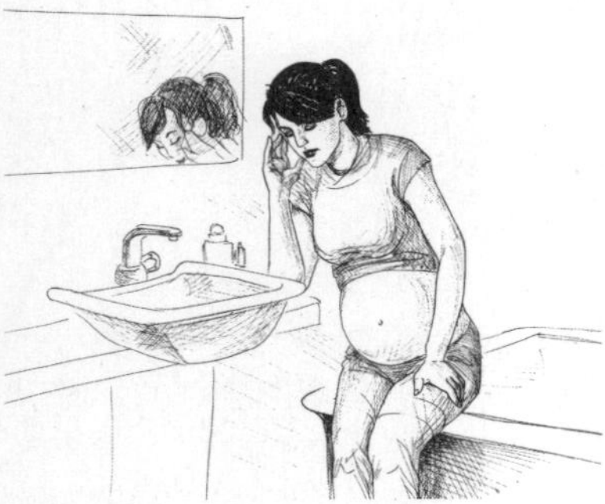

Si vous vous sentez nauséeux dès le réveil, allez chercher votre bicarbonate de soude. Diluez-en 2 cuillères à café dans 1 grand verre d'eau. Buvez, vous serez tranquille tout au long de la journée. En cas de nausées répétées : consultez.

Gargarisme contre le mal de gorge

Pour les maux de gorge très prononcés, optez pour un gargarisme au bicarbonate de soude. Rincez-vous plusieurs fois la gorge avec de l'eau tiède additionnée de 2 cuillères à café de cet ingrédient magique. Laissez agir au moins 5 bonnes minutes dans votre bouche.

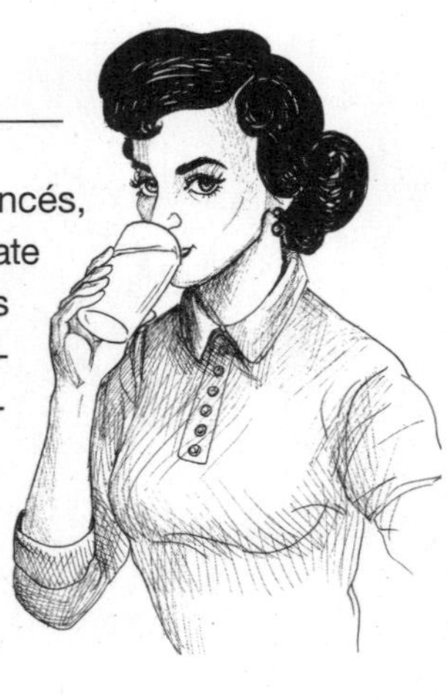

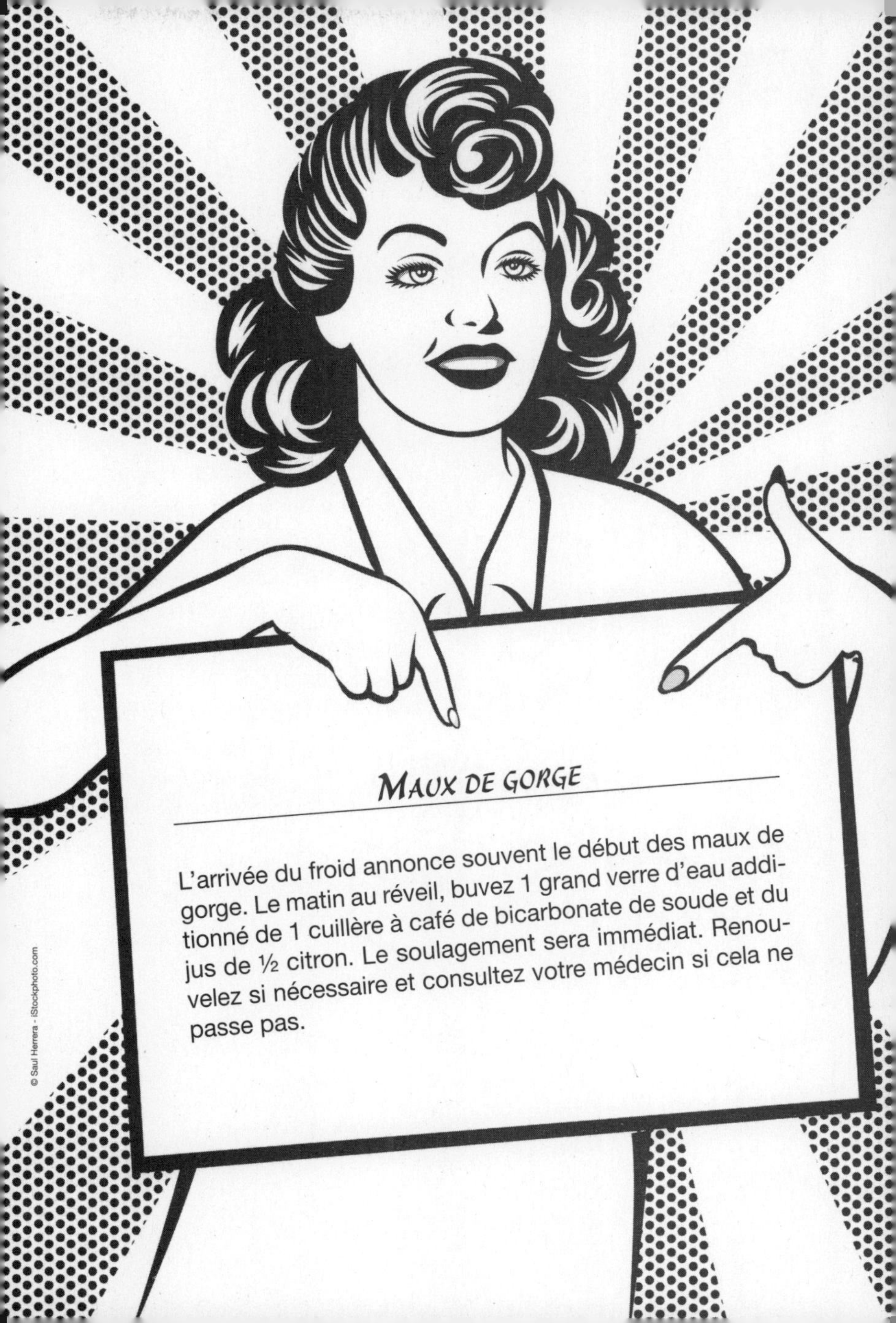

Maux de gorge

L'arrivée du froid annonce souvent le début des maux de gorge. Le matin au réveil, buvez 1 grand verre d'eau additionné de 1 cuillère à café de bicarbonate de soude et du jus de ½ citron. Le soulagement sera immédiat. Renouvelez si nécessaire et consultez votre médecin si cela ne passe pas.

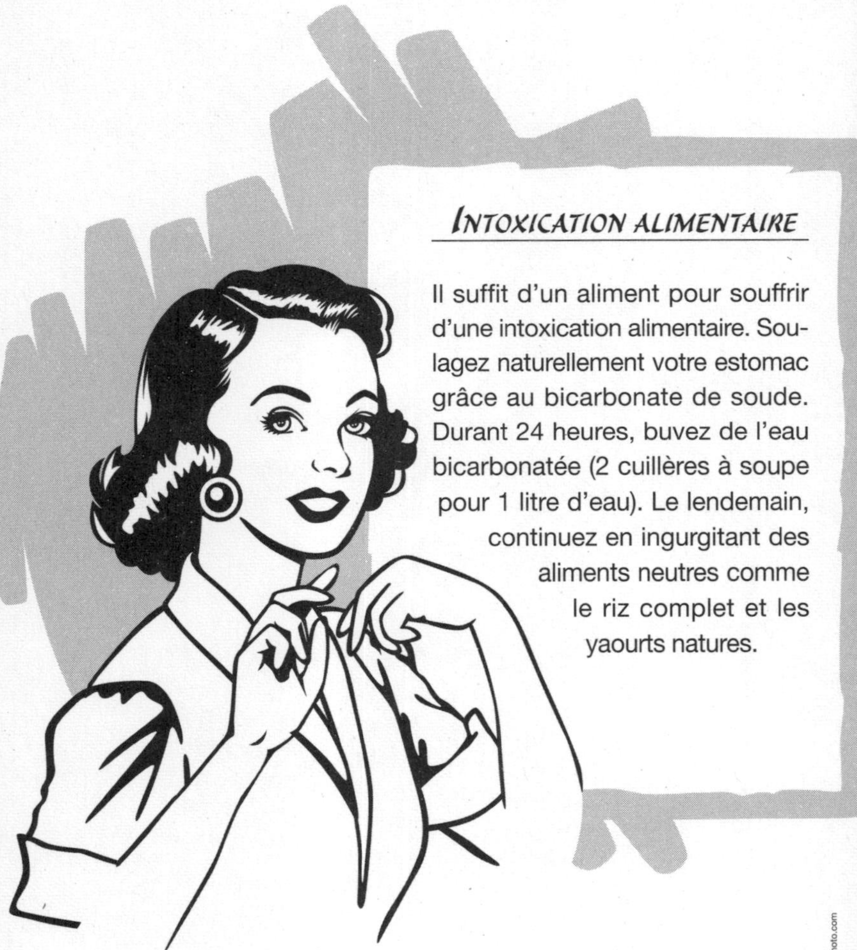

Intoxication alimentaire

Il suffit d'un aliment pour souffrir d'une intoxication alimentaire. Soulagez naturellement votre estomac grâce au bicarbonate de soude. Durant 24 heures, buvez de l'eau bicarbonatée (2 cuillères à soupe pour 1 litre d'eau). Le lendemain, continuez en ingurgitant des aliments neutres comme le riz complet et les yaourts natures.

Sus aux durillons

En cas d'apparition de durillons sur vos pieds, confectionnez-vous une crème asséchante à base de bicarbonate de soude. Dans un bol, diluez 2 verres d'eau pour 6 verres de bicarbonate de soude. Mélangez : une pâte épaisse doit se former. Appliquez sur la zone touchée et laissez sécher.

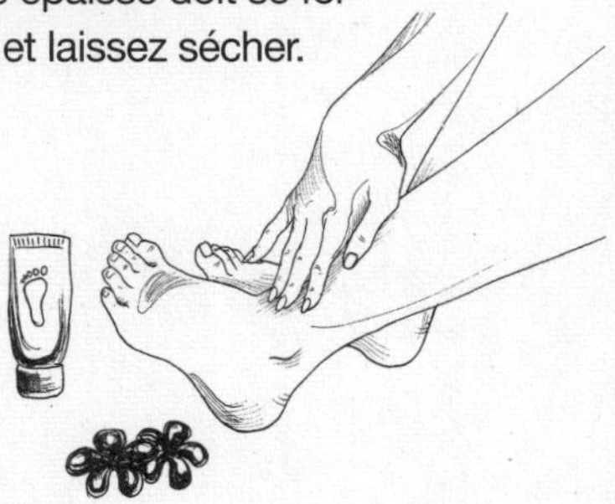

En finir avec les cors

Les cors s'en iront rapidement avec les secrets médicinaux de Grand-mère. Mélangez 3 verres de bicarbonate de soude avec 1 verre d'eau jusqu'à l'obtention d'une pâte un peu épaisse. Appliquez-en sur les cors et laissez sécher à l'air libre. Renouvelez le soin jusqu'à leur complète disparition.

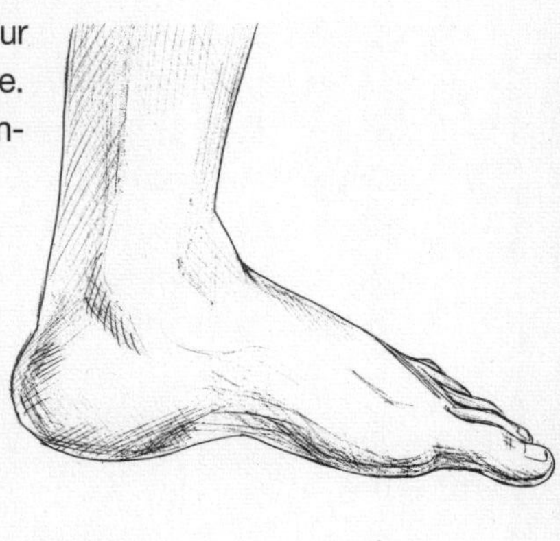

Halte aux champignons

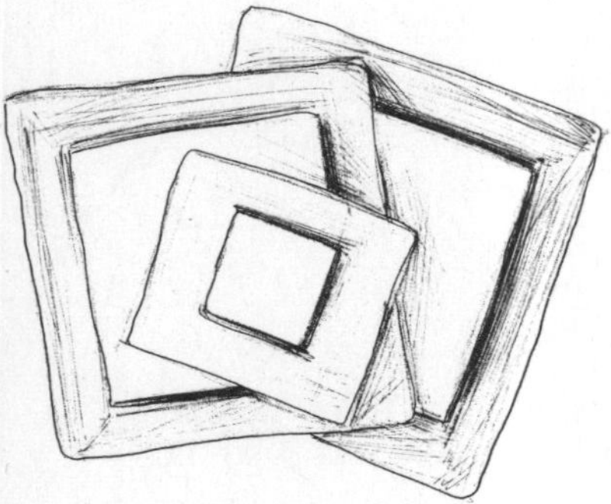

Les microscopiques champignons qui attaquent la peau provoquent généralement des mycoses. Grand-mère utilisait le bicarbonate de soude comme fongicide afin de s'en débarrasser sans abîmer sa peau. Dans un verre d'eau, diluez 1 grosse cuillère à soupe de bicarbonate. Imprégnez une compresse de ce mélange, puis tapotez les zones touchées avec celle-ci.

Enlever le feu d'une brûlure

Si vous avez l'habitude de cuisiner, vous devez parfois vous faire de petites brûlures. Dès que cela arrive, apaisez votre peau avec de l'eau bicarbonatée bien froide. Diluez 2 cuillères à café de bicarbonate de soude dans 1 verre d'eau, cela devrait suffire à vous soulager rapidement.

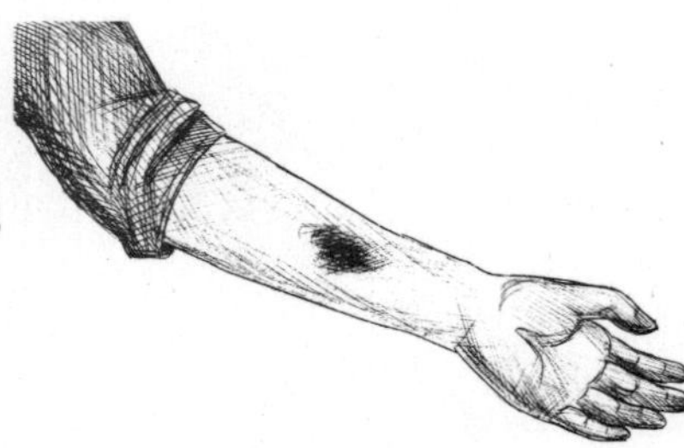

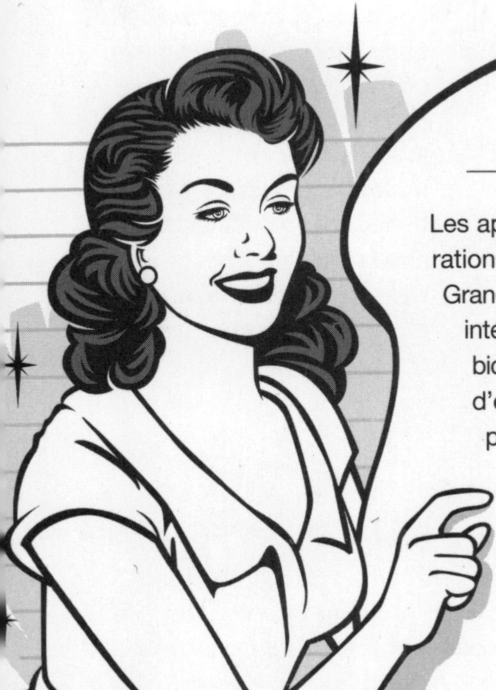

Apaiser les aphtes

Les aphtes sont de petites ulcérations de la muqueuse buccale. Grand-mère les chassait en rinçant intégralement sa bouche avec du bicarbonate de soude. Dans 1 verre d'eau, diluez-en 1 cuillère à café, prenez une gorgée de cette solution et laissez agir 5 minutes dans la bouche. Crachez et renouvelez l'opération 2 fois.

Décongestionner les gencives

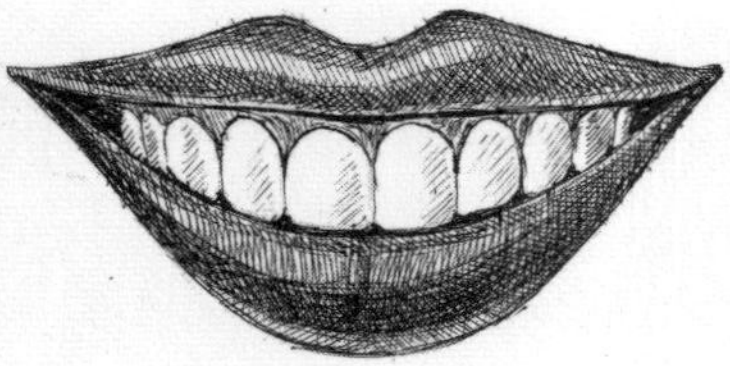

En cas de gencives gonflées ou saignantes, suivez le remède de Grand-mère. Matin et soir, faites des bains de bouche avec 1 cuillère à café de bicarbonate diluée dans 1 verre d'eau. Petit à petit, vos gencives deviendront moins sensibles. Continuez le traitement et consultez si le mal ne diminue pas.

Sus aux remontées acides

En cas de reflux acides ponctuels, buvez de l'eau bicarbonatée. À raison de 1 cuillère à café dans un grand verre d'eau dès que vous vous sentez mal, le reflux devrait vite être enrayé. Toutefois, si le problème persiste, consultez rapidement un médecin.

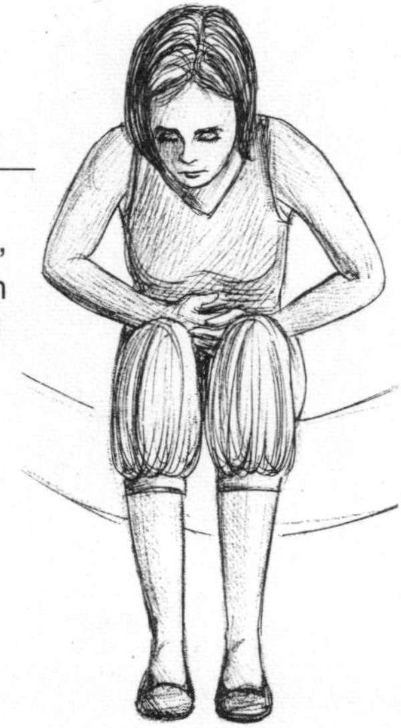

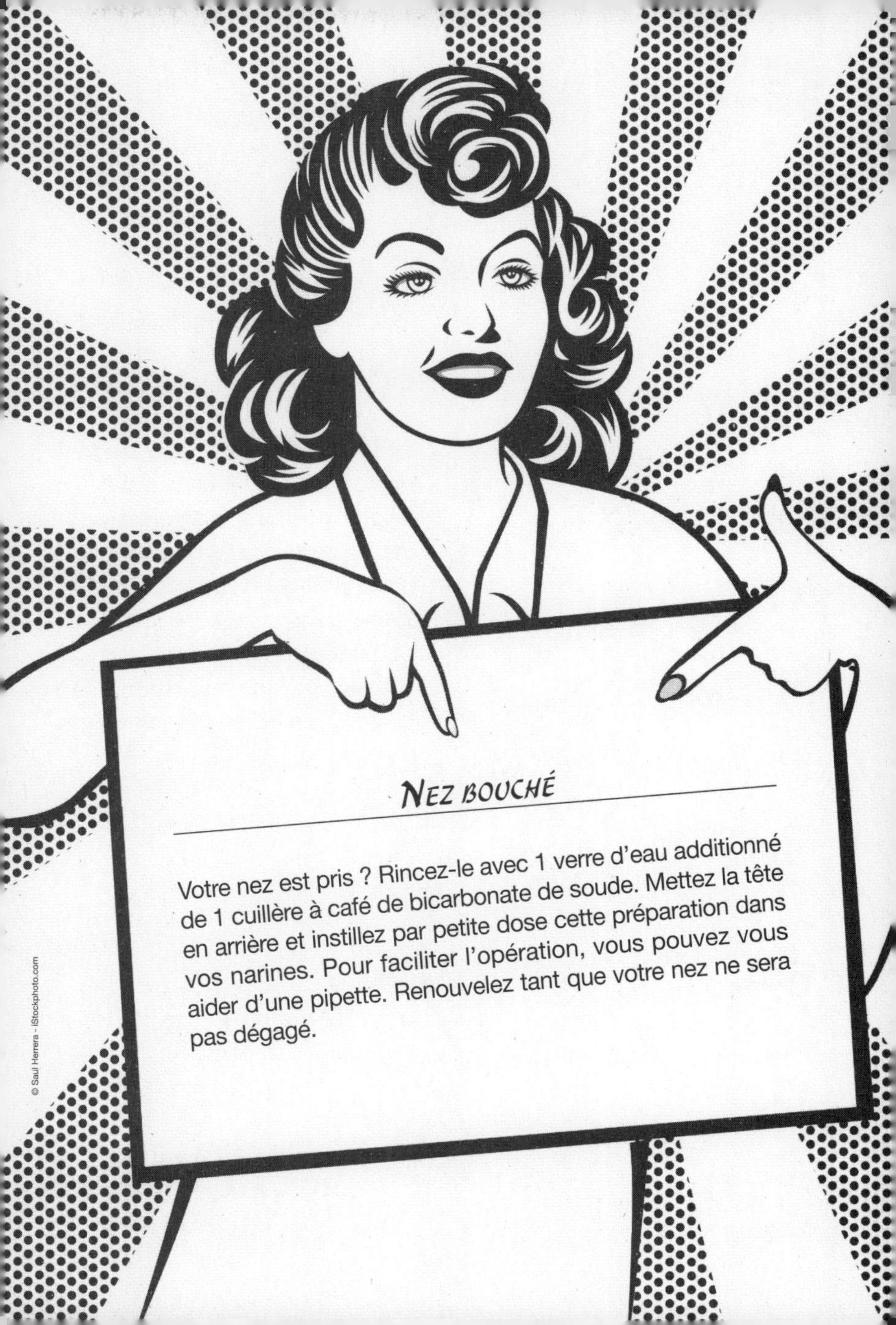

Nez bouché

Votre nez est pris ? Rincez-le avec 1 verre d'eau additionné de 1 cuillère à café de bicarbonate de soude. Mettez la tête en arrière et instillez par petite dose cette préparation dans vos narines. Pour faciliter l'opération, vous pouvez vous aider d'une pipette. Renouvelez tant que votre nez ne sera pas dégagé.

Cure contre le psoriasis

Le psoriasis peut provoquer de fortes démangeaisons. Même si cela ne dispense pas d'un traitement médical, vous pouvez les soulager avec une cure de bains apaisants. Tous les jours pendant 1 semaine, détendez-vous durant 20 minutes dans une eau tiède additionnée de 300 g de bicarbonate de soude.

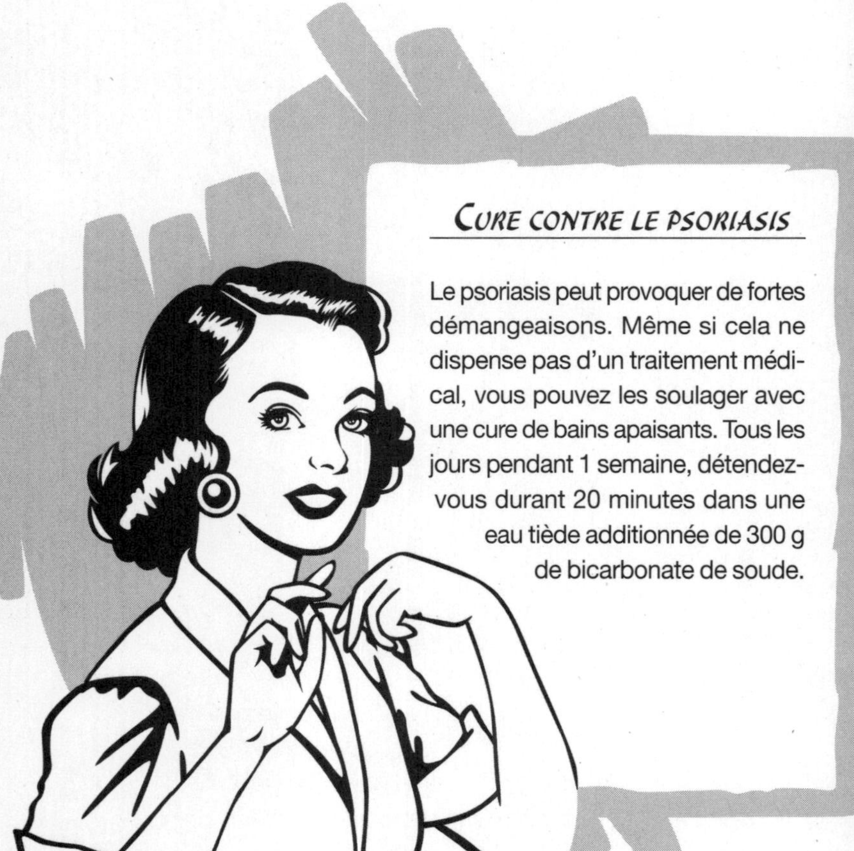

Assécher un bouton de fièvre

Rien de plus simple que de faire disparaître un bouton de fièvre. Dans un bol, versez 1 verre d'eau avec 3 cuillères à soupe de bicarbonate de soude. Une pâte doit se former. À l'aide d'un coton-tige, appliquez votre mixture sur le bouton et laissez sécher, puis rincez à l'eau claire.

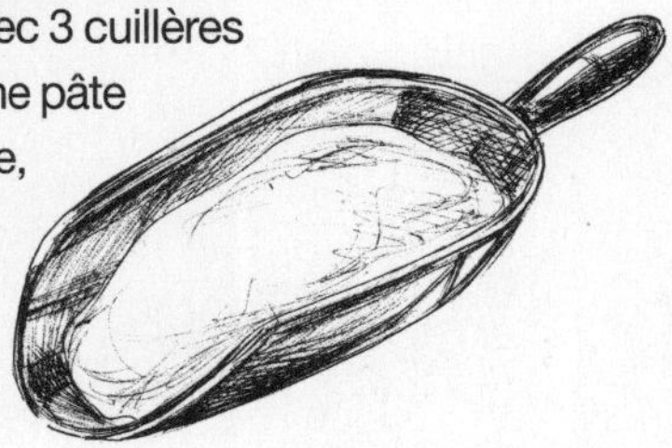

Sus aux démangeaisons

Zzz, un moustique s'est régalé toute la nuit sur votre bras ? Le lendemain, vous n'avez qu'une envie : gratter les zones piquées. Soulagez-vous en préparant le remède ancestral de Grand-mère. Versez 1 volume d'eau pour 3 volumes de bicarbonate de soude dans un bol jusqu'à l'obtention d'une pâte homogène. Appliquez sur la peau, laissez sécher puis rincez.

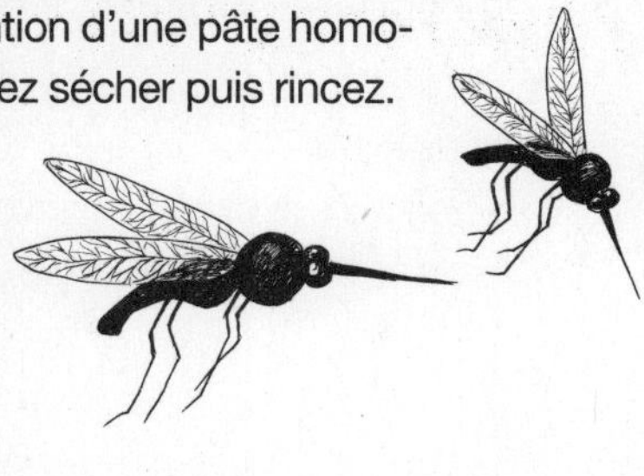

Soulager un coup de soleil

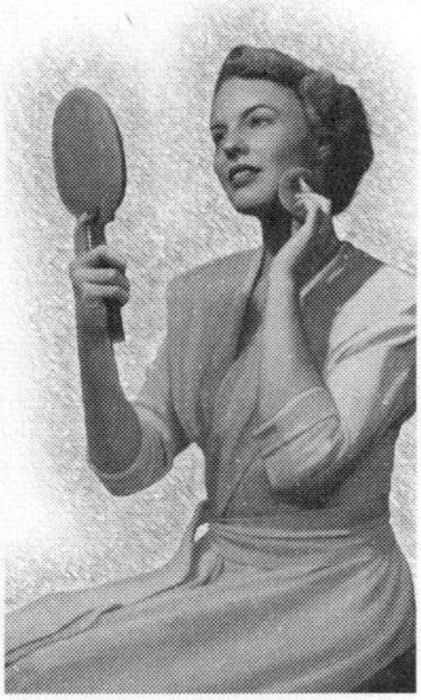

Si le soleil a fait des siennes sur votre peau et que vous n'avez pas de crème apaisante sous la main, optez pour le bicarbonate de soude. Imprégnez d'eau un torchon et saupoudrez-le de 5 cuillères à café de bicarbonate de soude. Tapotez ensuite délicatement les zones meurtries. Le soulagement est instantané !

Limiter les problèmes dentaires

Le bicarbonate de soude sera votre allié anticarie. Diluez-en 2 cuillères dans 1 verre d'eau et rincez-vous la bouche avec ce mélange 2 fois par semaine. Si vous avez les gencives sensibles, demandez au préalable l'avis à votre médecin.

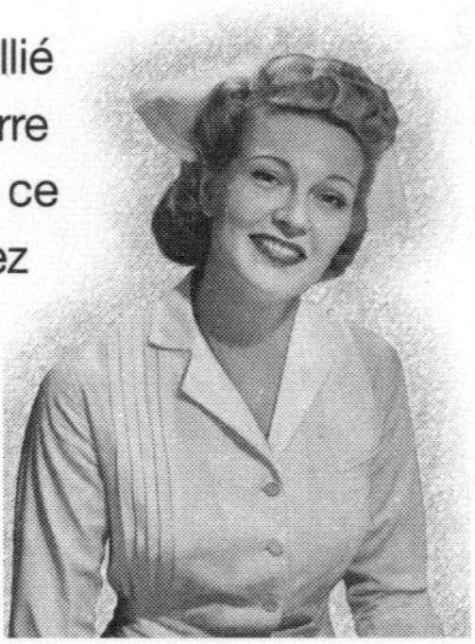

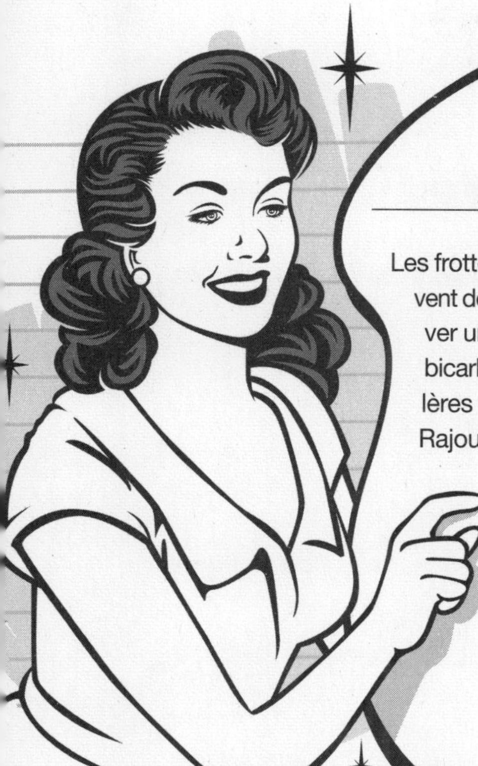

Boutons fessiers

Les frottements des jeans provoquent souvent des boutons sur les fesses. Pour retrouver une peau douce et lisse, optez pour le bicarbonate de soude. Mélangez-en 4 cuillères à soupe dans 1 bol d'eau chaude. Rajoutez du gros sel afin de former une pâte granuleuse. Appliquez ce mélange sur votre peau et frottez en faisant des cercles. Renouvelez le soin 2 fois par semaine.

Notes

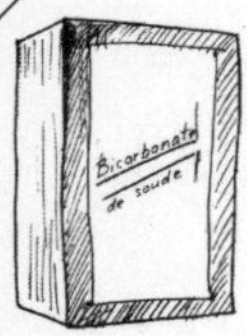
Bicarbonate
de soude

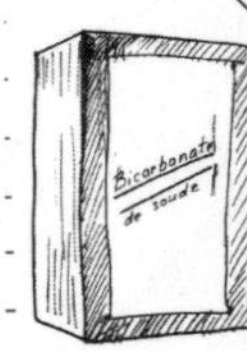
Bicarbonate
de soude

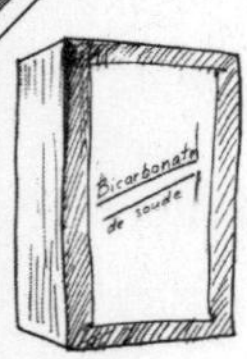
Bicarbonate
de soude

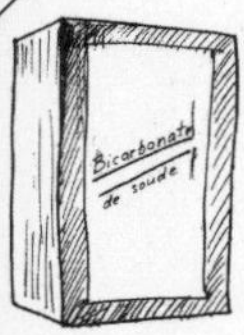
Bicarbonate
de soude

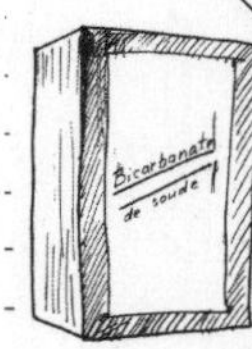
Bicarbonate
de soude

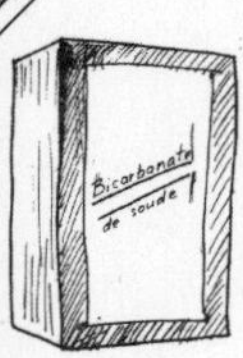
Bicarbonate
de soude

Notes

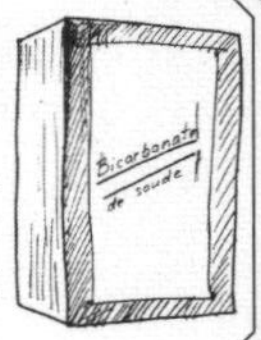
Bicarbonate
de soude

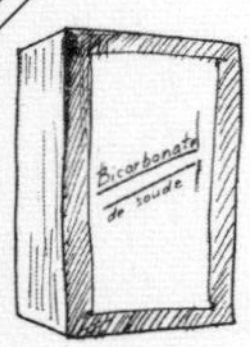
Bicarbonate
de soude

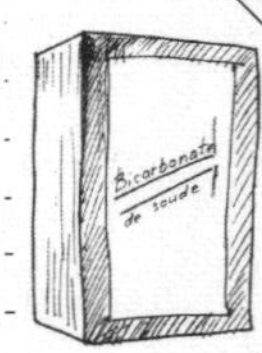
Bicarbonate
de soude

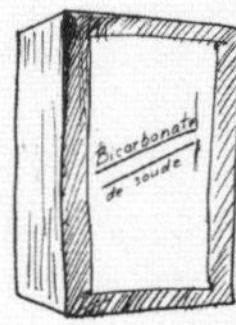
Bicarbonate
de soude

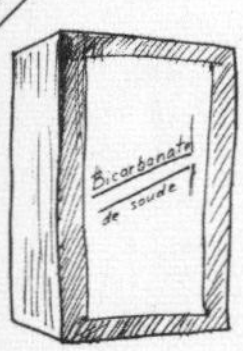
Bicarbonate
de soude

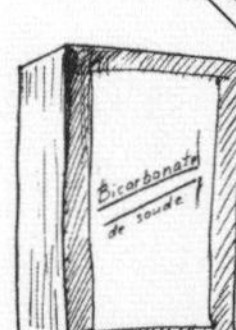
Bicarbonate
de soude

Notes

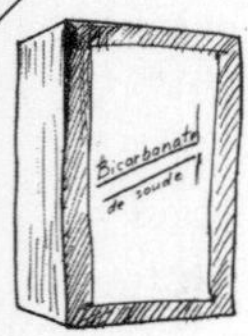
Bicarbonate
de soude

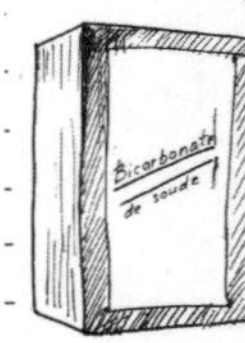
Bicarbonate
de soude

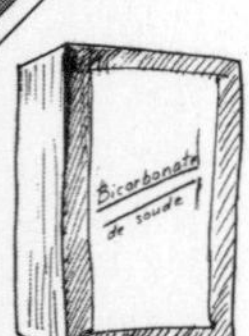
Bicarbonate
de soude

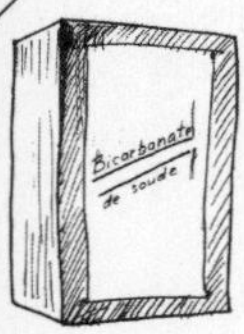
Bicarbonate
de soude

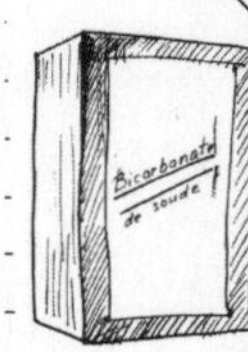
Bicarbonate
de soude

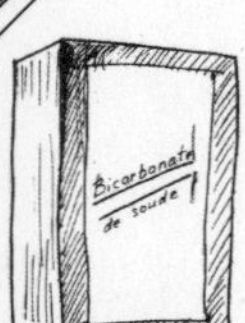
Bicarbonate
de soude

Notes

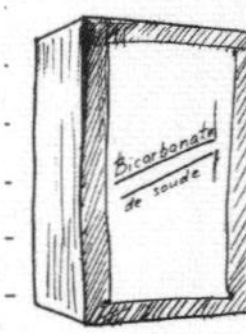
Bicarbonate
de soude

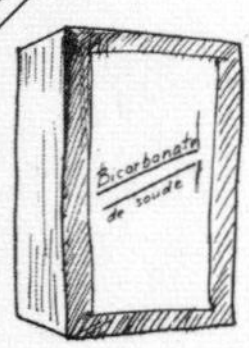
Bicarbonate
de soude

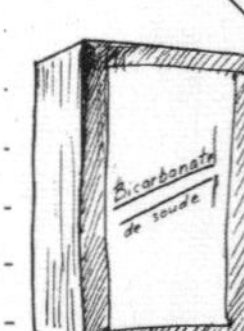
Bicarbonate
de soude

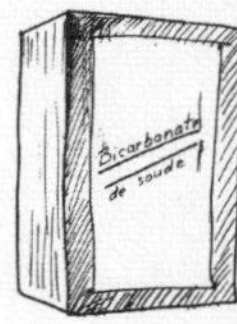
Bicarbonate
de soude

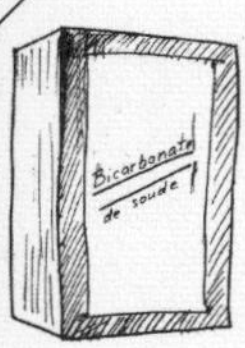
Bicarbonate
de soude

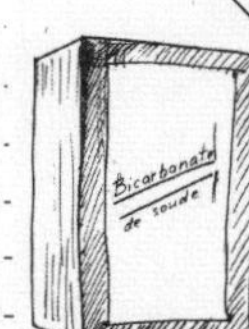
Bicarbonate
de soude

Notes

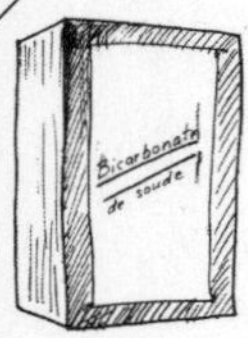
Bicarbonate
de soude

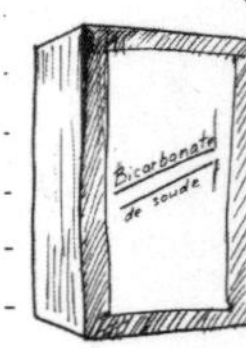
Bicarbonate
de soude

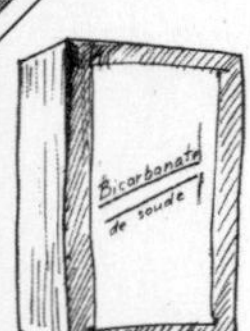
Bicarbonate
de soude

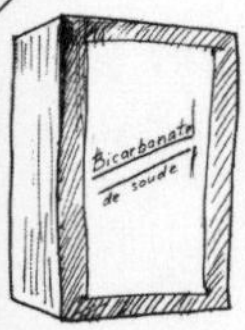
Bicarbonate
de soude

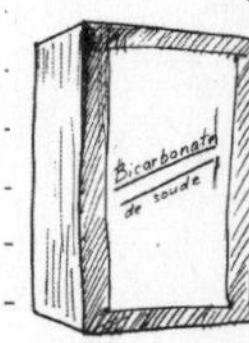
Bicarbonate
de soude

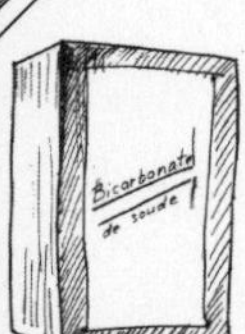
Bicarbonate
de soude

EDITIONS ESI

60, rue Vitruve 75020 Paris

Auteur : Élodie Baunard

Imprimé en République tchèque par Finidr

ISBN : 978-2-8226-0123-8

N° Sofédis : S500990